Anaesthesiology and Resuscitation
Anaesthesiologie und Wiederbelebung
Anesthésiologie et Réanimation

44

Editores

Prof. Dr. R. Frey, Mainz · Dr. F. Kern, St. Gallen
Prof. Dr. O. Mayrhofer, Wien

A. O. Tetzlaff

Der primäre Volumenersatz mit Ringerlactat

Mit 18 Abbildungen

Springer-Verlag Berlin Heidelberg New York 1969

A. O. Tetzlaff

Kansas City, Kansas, USA

Inaugural-Dissertation

zur Erlangung der Doktorwürde der Hohen Medizinischen Fakultät der
Johannes Gutenberg-Universität Mainz

vorgelegt von

Archibald O. Tetzlaff, M. D., F. A. C. A.

Assistant Clinical Professor of Anaesthesiology, Kansas University School
of Medicine

Aus dem Institut für Anaesthesiologie der Johannes Gutenberg-Universität
Mainz (Direktor Prof. Dr. med. R. Frey) und dem Department of Anaesthesiology, Providence Hospital, Kansas City, Kansas (Direktor: A. O. Tetzlaff, M. D.)

Dekan: Professor Dr. med., Dr. rer. nat. G. Thews

Referent: Professor Dr. med. R. Frey

ISBN-13: 978-3-540-04416-1   e-ISBN-13: 978-3-642-46154-5
DOI: 10.1007/978-3-642-46154-5

Titel-Nr. 7400

*The young physician starts life
with twenty drugs for each disease
and the old physician ends life
with one drug for twenty diseases*

SIR WILLIAM OSLER

Vorwort

Die Bedeutung unseres heutigen Grundwissens über die pathophysiologischen Veränderungen und Kompensationsmechanismen im menschlichen Organismus, die infolge Anaesthesie, Operations- oder anderweitiger Traumen auftreten können, beruht auf seiner Anwendbarkeit am Krankenbett.

Freilich bedurfte es zahlreicher tierexperimenteller Untersuchungen und klinischer Forschungsarbeiten, um die vielfältigen wissenschaftlichen Erkenntnisse über die Störungen der Wasser-, Elektrolyt-, Säure-Basen-, Eiweiß- und Energiehaushalte bei Patienten der operativen Medizin auf den einfachsten Nenner zu kürzen und somit in die tägliche Praxis zu übersetzen. Auch die Vorbeugung und Therapie dieser Störungen ist heute wesentlich einfacher zu gestalten.

Es ist zweifelsohne ein Verdienst der amerikanischen Medizin, daß sie die Bedeutung des funktionellen extrazellulären Raumes für die Stabilisierung des intravasalen Volumens wieder in das klinische Bewußtsein gerufen hat. Durch Arbeiten amerikanischer Autoren in den letzten Jahren ist bekannt geworden, daß eine adäquate Zufuhr von Ringer-Lactat-Lösung die postoperative Oligurie und Natriumretention verhindert und eine wesentliche Einschränkung der Anwendung von Konservenblut bei Patienten der operativen Medizin ermöglicht. Es ist offensichtlich, daß der extrazelluläre Raum bei traumatisierten Patienten eine Sequestrierung erfährt und damit funktionell eingeschränkt ist. Durch eine adäquate Substitution mit Ringer-Lactat-Lösung kann jedoch eine Expansion des extrazellulären Raumes und somit ein normales zirkulierendes Blutvolumen mit ausreichender Nierendurchblutung erreicht werden.

Herr Dr. ARCHIBALD TETZLAFF hat während seines Aufenthaltes als Gastprofessor an unserem Institut eine sehr fruchtbringende Diskussion über diese Problematik geführt und durch Darlegung seiner reichhaltigen klinischen Erfahrungen und seines fundierten theoretischen Wissens über die Substitution mit Ringer-Lactat-Lösung zu einer weiteren Verbesserung unserer Infusionstherapie bei operierten oder traumatisierten Patienten in verdienstvoller Weise beigetragen.

Das in origineller Art und Weise abgefaßte Werk ermöglicht es, sich über die vorliegende Weltliteratur auf diesem Gebiet zu orientieren und aus den dargelegten Erfahrungen Anregungen für die klinische Therapie zu entnehmen.

Wir sind der Überzeugung, daß diese Veröffentlichung zu zahlreichen wertvollen Diskussionen Anlaß geben wird.

Mainz, August 1969   R. FREY und M. HALMÁGYI

Danksagung

Die Ergebnisse einer jahrelangen klinischen Erfahrung drängten nach einer Erklärung und brachten zugleich die Verpflichtung mit sich, von den Früchten dieser Erfahrung zum Nutzen anderer Zeugnis zu geben. Dazu bedurfte es eines ausgiebigen Studiums der Literatur, stiller Überlegungen abseits der klinischen Routine, des ermutigenden Interesses aufgeschlossener Kollegen und jener Anregung, die aus der unermüdlichen Diskussion mit Kennern der Materie erwächst. All diese Möglichkeiten erschlossen sich mir während einer Gast-Professur am Institut für Anaesthesiologie der Johannes Gutenberg-Universität Mainz, wofür ich dessen Direktor Herrn Professor Dr. R. FREY, sowie seinen Mitarbeitern zu tiefem Dank verpflichtet bin.

Mainz, den 12. Mai 1968 ARCHIBALD O. TETZLAFF, M.D.

Inhaltsverzeichnis

Einleitung

Auf dem Gebiet der intraoperativen und posttraumatischen Infusionstherapie ist man in den letzten Jahren in vielen Kliniken wieder zur Verabreichung größerer Mengen isotoner natriumhaltiger Lösungen zurück-
gekehrt. Die heute gebräuchlichen polyionen, „bilanzierten" Salzlösungen
zeigen wesentliche Unterschiede gegenüber der früher oft verwendeten
„physiologischen" Kochsalzlösung, indem ihre Zusammensetzung weitgehend dem Ionogramm der extracellulären Flüssigkeit entspricht. Das
heißt, die ideale Lösung muß annähernd isoton und isoion sein und ihr
Gehalt an Bicarbonat, oder seinen metabolischen Vorläufern (Lactat,
Acetat, Malat, Gluconat) muß etwa 27 mval/l betragen. Diese Voraussetzung wird bisher am besten von der kristalloiden Ringerlactat-Lösung
erfüllt (Bestandteile in mval/l: Na^+ 130,0; K^+ 4,0; Ca^{++} 3,0; Cl^- 109,0;
$Lactat^-$ 28,0), die sowohl zur intraoperativen Aufrechterhaltung des funktionellen extracellulären Raumes wie auch zur Volumensubstitution im
Schock in zunehmendem Maße verwendet wird.

Vor 30 Jahren erfreuten sich die Kochsalz-Infusion und die Ringerlösung (ohne Lactat) in der operativen Medizin großer Beliebtheit. In
einer Arbeit aus dem Jahre 1938 [27] weisen COLLER u. Mitarb. darauf hin,
daß schwere Kochsalzverluste zum Tode führen, wenn sie nicht ersetzt
werden. Sie empfehlen bei frischoperierten Patienten den Ersatz aller
Flüssigkeitsverluste, die durch Erbrechen, Magensonde, Fisteldrainage,
Diarrhoe, Wunddrainage und starkes Schwitzen entstehen, mit volumengleichen Infusionen von isotoner Kochsalzlösung oder Ringerlösung. Am
ersten Tage sollen zusätzlich 1000 ml Lösung zugeführt werden, um den
nach Operationen zu erwartenden (!) Abfall des Chloridspiegels zu verhindern. Sei dieser bereits vor der Operation erniedrigt, so solle ein
Salzwasserdefizit angenommen und durch zusätzliche Verabreichung isotoner Salzlösung korrigiert werden (z. B. 4000 ml bei einem 70 kg schweren
Patienten mit einem Chloridspiegel von 80 mval/l). *Harnvolumen und perspiratio insensibilis seien mit einer volumengleichen Infusion von 5% Glucose in
Wasser zu ersetzen.*
Diese Empfehlungen waren damals für die Infusionstherapie in der
operativen Medizin richtungweisend und sie wurden weitgehend befolgt.

Sechs Jahre später, im Jahre 1944, veröffentlichten COLLER u. Mitarb.
[28] eine aufsehenerregende Arbeit unter dem Titel: „Postoperative Salz-
Intoleranz", in der sie ihre eigenen Empfehlungen aus dem Jahre 1938
widerrufen. Sie beschreiben den komplizierten postoperativen Verlauf von

fünf Patienten, die sowohl isotone Salzlösung als auch 5 %ige Glucose in Wasser erhielten, und bei denen sich folgende Symptome einstellten: Appetitlosigkeit, Schwäche, Nausea, Erbrechen, Ileus, schwere Oligurie mit hohen Rest-N-Werten, Acidose, Disorientierung, Coma, Schock und massive Flüssigkeitseinlagerung. Der Chloridspiegel blieb auch unter der Verabreichung isotoner Salzlösungen stark erniedrigt, erhöhte sich jedoch „paradoxerweise" spontan während der Erholungsphase ohne jede weitere Chloridzufuhr (!).

Ebenfalls paradox erscheint, nach dieser klassischen Beschreibung der Symptome der *Wasserintoxikation*, die Schlußfolgerung der Autoren: „Wegen der relativ häufig nach der Vollnarkose auftretenden *Salz-Intoleranz*' sollte am Operationstage und an den darauffolgenden ersten beiden postoperativen Tagen keine isotone Salzlösung oder Ringerlösung verabreicht werden. Der Flüssigkeitsbedarf des Patienten wird mit Glucoselösung (in Wasser) abgedeckt. Weiterhin wird empfohlen, wenn in diesem Zeitraum „signifikante" Verluste von *extracellulärer Flüssigkeit* auftreten sollten, dieselben mit volumengleichen Mengen von 5 %iger Glucose in *Halbelektrolytlösung* zu ersetzen. „Isotone Kochsalzlösung (0,9 %) oder Ringerlösung wird erst dann wieder für den Ersatz extracellulärer Flüssigkeitsverluste benutzt, wenn die postoperative Oligurie vorüber ist, gewöhnlich nach dem zweiten postoperativen Tage." In einer anderen Veröffentlichung [30] schreiben COLLER u. DE WEESE: „Kochsalz sollte in der unmittelbaren postoperativen Phase gewöhnlich nicht verabreicht werden, und es ist fraglich, ob die Zufuhr einer täglichen Erhaltungsdosis während der restlichen Konvaleszenz einen Wert hat."

Eine tragische, seither häufig wiederholte Fehldiagnose, nämlich die Verkennung der Symptome einer Wasserintoxikation, führte zu diesen historisch bedeutsamen Empfehlungen. Sie entbehren bis zum heutigen Tage einer wissenschaftlichen oder praktischen Grundlage und Rechtfertigung. Dennoch wurden diese Empfehlungen in den darauffolgenden 20 Jahren in der operativen Medizin mit blindem Eifer befolgt, gelehrt und verteidigt. An vielen Kliniken gilt es noch heute als ein Kunstfehler, einem frischoperierten Patienten eine isotone natriumhaltige Infusion zu verabreichen. Es besteht der begründete Verdacht, daß diese Empfehlungen mehr Morbidität und Mortalität verursacht haben als sie verhindert haben.

Nach dem Erscheinen von COLLERS historischer Arbeit kam es zu einer wahren Flut von Veröffentlichungen, die mehr oder weniger einfalls- und erfindungsreiche Argumente gegen den Gebrauch von isotonen Salzlösungen enthalten [29, 57, 58, 69, 78, 79, 85, 119]. Diese sind in unzähligen Abhandlungen, Monographien und Lehrbüchern niedergelegt worden, so daß sich ihre Aufführung im einzelnen erübrigt. Es sollen hier nur einige oft wiederholte Meinungen angeführt werden, an deren Tatsachenwert erhebliche Zweifel bestehen:

In den fünfziger Jahren führten abenteuerliche Spekulationen über die Rolle des „stress" und der angeblichen pathologischen Entgleisung humoraler Steuerungsvorgänge zu der alarmierenden Vorstellung, daß der Organismus nach Trauma für einige Zeit nicht in der Lage sei, ein Natriumüberangebot auszuscheiden. Die postoperative Natriumretention sei eine schädliche und zügellose Fehlsteuerung, die nur durch eine strenge Einschränkung der Salzzufuhr kontrolliert werden könne [89, S. 106].

Blutverlust, Trauma und Schock führen zum Verlust bzw. zur Sequestration natriumhaltiger extracellulärer Flüssigkeit. Natrium wird solange retiniert, bis das Defizit ersetzt ist. Danach scheidet der Frischoperierte einen Natriumüberschuß genauso gut aus wie vor der Operation [97]. Es ist ein Fehler, im akuten Geschehen, wie bei Trauma und Schock, zu „bilanzieren" und das Gewicht des Patienten konstant zu halten! Ein extracelluläres Defizit verursacht häufigere und weitaus schwerere Komplikationen als ein isotoner Natrium-Überschuß.

Es wird immer wieder betont, daß der „Bedarf" des Frischoperierten an electrolytfreiem Wasser unbedingt abgedeckt werden müsse, um die Verluste der „perspiratio insensibilis" zu ersetzen, und um der Niere die Ausscheidung „vermehrt anfallender" harnpflichtiger Substanzen zu ermöglichen. Es wird dabei übersehen oder ignoriert, daß postoperativ das Angebot an harnpflichtigen Substanzen *gewöhnlich* vermindert ist und daß es daher „normalerweise" zu einer Wasserretention und Hypoosmolarität kommt. Das bedeutet, daß der Niere zu dieser Zeit *gewöhnlich nicht genügend harnpflichtige Substanzen* und Na^+-Ionen zur Verfügung stehen, um Wasser ausscheiden zu können. Wenn auch das Angebot an harnpflichtigen Substanzen nach Trauma normal oder *in einigen Fällen* erhöht sein sollte, so wird *in diesen Fällen* genügend Wasser freigesetzt um die Ausscheidung dieser Substanzen zu gewährleisten. Es ist daher eher angebracht, jegliche Zufuhr von elektrolytfreiem Wasser in der unmittelbaren postoperativen Phase zu unterlassen! Damit wird eine normale Osmolarität bewahrt und die häufig verkannten (s. o.) Komplikationen der wohlgemeinten Zufuhr von Wasser werden vermieden [61]. Im „stress" ist ein Wasserüberschuß weitaus gefährlicher als ein Wasserdefizit!

Ähnlich alarmierend und beängstigend wie die Vorstellung der ungezügelten Natriumretention nach Operationen ist das Konzept der Abhängigkeit des Plasmavolumens von der absoluten Konzentration der kolloid-osmotisch wirksamen Plasmaproteine oder körperfremden Ersatzkolloide. Die Zufuhr einer kristalloiden Lösung im Volumenmangel-Schock würde demnach erschreckende Konsequenzen haben. Sie würde das Einströmen von Protein aus dem Interstitium in die Blutbahn verhindern, würde die Plasmaproteine verdünnen und damit den kolloid-osmotischen Druck soweit senken, daß es (theoretisch!) zu folgenden Erscheinungen kommt: die kristalloide Lösung würde die Gefäßbahn im Magen-

Darmtrakt mit gleicher Geschwindigkeit verlassen, wie sie infundiert wird, und lebensbedrohliche Ödeme der Eingeweide hervorrufen. Nur einer guten Nierenfunktion sei es zu verdanken, wenn die kristalloide Infusion nicht zum Gehirnödem, Lungenödem und zur Herzinsuffizienz führe [53]. Gerade die Niere aber werde durch diese Infusion belastet, besonders, wenn sie schon im Schock vorgeschädigt sei [45].

Wenn dennoch in bestimmten Situationen mit kristalloiden Lösungen eine bessere Wirkung als mit Plasma oder künstlichen Kolloiden (Dextran) erzielt worden sei, so erkläre sich dies unter anderem daraus, daß die experimentellen Situationen den klinischen Verhältnissen nicht entsprechen. Andere gute Resultate seien nur durch *massive Überinfusionen* mit kristalloiden Lösungen zu erklären [53]. Wie kann eine kristalloide Lösung, die angeblich Lungenödem und Hirnödem herbeiführt, bei *massiver Überinfusion* zu *guten Ergebnissen* führen? – Handelt es sich hier nicht um einen Fall von „res ipsa loquitur"?

Angesichts dieser in der Literatur enthaltenen Widersprüche erscheint es dringend geboten, daß jeder ernsthaft an diesen Fragen Interessierte mit den theoretischen Grundlagen und der daraus resultierenden korrekten Anwendung der kristalloiden Infusionstherapie eingehend vertraut sein sollte, ehe er zu einem *Urteil* kommt.

Die Anwendung der Ringerlaktat-Infusion in der operativen Medizin ist u. a. von MOYER [24, 38, 92], SHIRES [110, 111, 112], HAYES [59, 60, 61], TERRY u. TRUDNOWSKI [122], FIEBER u. JONES [47] vorgeschlagen bzw. beschrieben worden. Eine Zusammenstellung der Literatur findet sich bei PARKS [95]. Über die Verwendung kristalloider Lösungen im allgemeinen finden sich eine befürwortende Zusammenfassung bei EICHHOLZ [41] und eine kritische Übersicht bei GRUBER [53].

Eine ausgezeichnete Zusammenstellung der Probleme der Flüssigkeitstherapie beim chirurgischen Patienten stammt von BERNARDS [16].

Es soll im folgenden gezeigt werden, daß während und nach Operationen, bei Blutverlust und im traumatischen und hämorrhagischen Schock

1. der Natriumbedarf des Patienten erhöht ist und oft ein Vielfaches des normalen täglichen Bedarfes darstellt;

2. die Zufuhr von elektrolytfreiem Wasser kontraindiziert ist;

3. der primäre Ersatz des Blutvolumens mit Blut und Plasma sowie mit einer iso- oder hyperonkotischen Lösung nicht zu empfehlen ist und daß

4. ein physiologischer, primärer Volumenersatz einzig und allein mit einer kristalloiden extracellulären Ersatzlösung möglich und dringend indiziert ist.

Der Einfluß der Hormone

Die 17-Hydroxycorticoide spielen bei der postoperativen Natrium- und Wasserretention keine große Rolle. Aldosteron bewirkt eine verstärkte

Natriumrückresorption im distalen Tubulus [12, 54] und das antidiuretische Hormon bewirkt am gleichen Ort eine verstärkte Absorption von Wasser. Beide Mechanismen stehen hauptsächlich im Dienste der Volumenhomöostase des Organismus. Das antidiuretische Hormon reguliert wohl die Osmolarität [124], jedoch überwiegt die Volumenregulation, und die Osmolarität wird im Notfall zugunsten des Volumens aufgegeben. Der Anreiz zur Produktion und Ausschüttung beider Hormone erfolgt über Barorezeptoren, für das ADH auch über Osmorezeptoren. Die Barorezeptoren für das Aldosteron liegen im rechten Vorhof [4], am Abgang der A. thyreoidea [13, 18, 49] und im juxtaglomerulären Apparat [33, 80, 114], diejenigen für das ADH liegen im Carotissinus [108]. Bei Blutverlust und Verlusten von Flüssigkeit aus dem funktionellen extracellulären Raum werden beide Mechanismen stark angeregt [34, 86, 106, 107, 126]. Es ist bemerkenswert, daß ein humoraler Notfallmechanismus, der zur Erhaltung des *Volumens* dient, auf dem Wege über das *Natrium* zur Wirkung kommt. Mit Hilfe von Aldosteron-Antagonisten könnte man theoretisch die Natriumretention aufheben und die Volumen-Homöostase des Organismus gefährden.

Wie jedoch durch zahlreiche Veröffentlichungen bekannt ist, läßt sich die postoperative Natrium- und Wasserretention auch ohne die nachweisbare Wirkung der Hormone beobachten und erklären [51, 65, 68, 81, 97, 100, 101, 109, 135].

Der funktionelle extracelluläre Raum

SHIRES u. Mitarb. [110] haben eine Methode zur Messung des funktionellen extracellulären Volumens entwickelt. Unter Verwendung von radioaktivem Schwefel (^{35}S), in der Form von Natriumsulfat, wird nach einer Äquilibrierungszeit von 20 min das funktionelle, d. h. schnell austauschbare extracelluläre Volumen bestimmt. Kommt es zu einer Sequestration oder Immobilisierung eines Teiles dieses Volumens, so wird der sequestrierte Anteil nicht mitgemessen. Dieser Teil mag zwar noch im Körper vorhanden sein, er ist aber nicht mehr austauschbar, daher nicht mehr „funktionell". Die vom EZV abhängigen Größen werden dadurch genau so beeinträchtigt, als sei dieser sequestrierte Anteil gänzlich aus dem Körper entfernt worden.

Mit Hilfe der sogenannten „Triple-Isotopen"-Technik (^{35}S, ^{131}I und ^{51}Cr) verglichen die obengenannten Autoren das extracelluläre Volumen, Plasmavolumen und Erythrocytenvolumen bei zwei Gruppen von Patienten. Bei einer Gruppe wurden kleinere orthopädische Operationen vorgenommen, bei der anderen große bauchchirurgische Eingriffe. Bei der ersten Gruppe kam es zu keinen signifikanten Veränderungen, während bei der zweiten Gruppe nach einer Operationszeit von jeweils 2 Std größere Defizite im extracellulären Volumen festgestellt wurden, die im Durchschnitt 13% des EZV (1750 ml) und maximal 28% des EZV (3721 ml) betrugen, jeweils proportional dem Schweregrad des chirurgischen Traumas. Die durchschnittliche Verminderung des Erythrocytenvolumens betrug 160 ml und die des Plasmavolumens betrug 350 ml [105].

Welchen Einfluß der Verlust oder die Sequestration von funktioneller extracellulärer Flüssigkeit auf das Plasmavolumen hat, geht aus einer Arbeit von WILLIAMS, GRABLE, FRANK u. FINE [129] hervor. Bei 50 chirurgischen Patienten wurden vor und nach der Operation mit Isotopen das Erythrocyten- und das Plasmavolumen bestimmt. Blutverluste wurden intraoperativ genau gemessen und ml für ml mit Vollblut ersetzt, wie auch durch die postoperativen Messungen des Erythrocytenvolumens bestätigt werden konnte. Letzteres entsprach den präoperativen Werten, während das Plasmavolumen im Durchschnitt eine Verminderung um 17% und maximal bis zu 50% zeigte, wiederum proportional dem Schweregrad des chirurgischen Traumas. *Es erscheint daher wenig sinnvoll, Blutverluste ml für ml mit Blut zu ersetzen.*

Messungen des extracellulären Raumes unter Verwendung verschiedener Markierungssubstanzen und verschiedener Äquilibrierungszeiten führen zu unterschiedlichen Ergebnissen, die sich aus den heterogenen Verteilungsphasen der extracellulären Flüssigkeit zwanglos erklären (Abb. u. Tab. 1).

27,0%	4,5%	Plasma		20-Minuten Natrium-radiosulfatraum	
	12,0%	Interstitielle Flüssigkeit und Lymphe, sowie 1/4 d.EZ-Flüssigkeit im festen Bindegewebe, Sehnen u. Knorpel		„Funktionelle" EZF	18%
				Schnell austauschbare Phase (SAP)	
	1,5%	Transcelluläre EZF			
	4,5%	3/4 d. EZF im festen Bindegewebe, Sehnen u. Knorpel		Langsam austauschbare Phase (LAP)	9%
	4,5%	Knochen		„Nicht austauschbare" Phase (NAP)	

Abb. 1 u. Tabelle 1. *Verteilung der extracellulären Flüssigkeit (EZF) in % des Körpergewichts bei einem durchschnittlich normalen, gesunden jungen Mann, modifiziert nach* EDELMAN *und* LIEBMAN (s. [20], S. 38 u. [127], S. 36)

LAP + NAP = „Nicht-funktionelle" EZF. SAP + LAP = 90 min Radiobromidraum, wahrscheinlicher Verteilungsraum der austauschbaren Plasmaproteine.

$$\frac{SAP}{Plasmavolumen} = \frac{4}{1} \; ; \; \frac{SAP + LAP}{Plasmavolumen} = \frac{5}{1} \; ; \; \frac{SAP}{LAP + NAP} = \frac{2}{1} \; .$$

* Die Hälfte der transcellulären Flüssigkeit besteht aus dem intraluminalen Magen- und Darmsaft, der Rest befindet sich in Körperhöhlen und drüsigen Organen, zum größten Teil in der Mukosa des Magen-Darmtraktes.

Unter pathologischen Bedingungen (Trauma, Schock, Acidose) werden Teile der interstitiellen Flüssigkeit von der schnell austauschbaren Phase

der extracellulären Flüssigkeit isoliert oder „*sequestriert*" und damit in die
nicht funktionelle Phase umgelagert (Abb. 2). Eine ähnliche Situation
liegt vor, wenn örtlich stark vermehrte Mengen transcellulärer Flüssigkeit
abgesondert und in einem „dritten Raum" immobilisiert werden (Ileus,
Peritonitis) oder nach außen hin verlorengehen (Fisteldrainage).

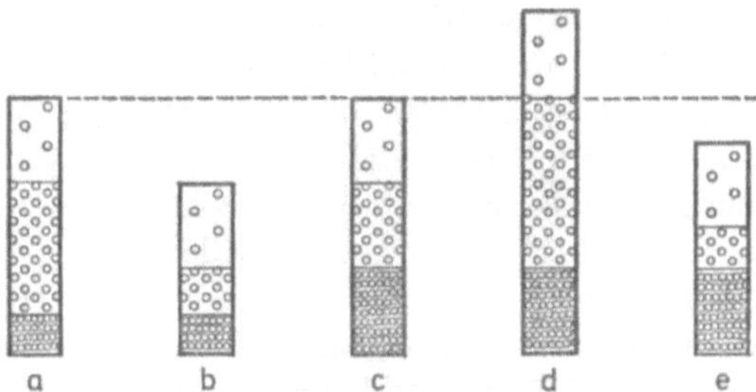

Abb. 2. Eine durch Verluste oder Umlagerungen bedingte Verminderung der
funktionellen EZF kann mit einem gleichbleibenden (a, c), erhöhten (d) oder
herabgesetzten (b, e) Gesamtvolumen der EZF einhergehen, sowie mit einem
normalen (a), vergrößerten (d) oder verkleinerten (b, c, e) Radiobromidraum.
Erklärung der EZF-Phasen: s. Tabelle 1. Das Verhalten der einzelnen Phasen
zueinander verändert sich unter pathologischen Bedingungen, nur das Verhältnis
der funktionellen EZF zum Plasmavolumen bleibt weitgehend 4:1

Jede Verminderung des extravasalen Anteils der funktionellen EZF
führt zu einer Reduktion des Plasmavolumens, da das letztere jeweils 25 %
des funktionellen extracellulären Volumens beträgt. Umgekehrt führt der
Verlust von Plasma (Blutung, Verbrennung) ebenfalls zu einer Verminderung der extravasalen funktionellen EZF.

Sequestration im unsichtbaren „dritten Raum"

Der Mechanismus und die Lokalisation der Sequestration von extracellulärer Flüssigkeit ist nicht mit Sicherheit bekannt. Es wird vermutet,
daß die Skelettmuskulatur einen erheblichen Teil des immobilisierten
Volumens aufnimmt. WINFIELD, FOX u. MEERSHEIMER [131] untersuchten
die Veränderungen am M. rectus abdominis, indem sie denselben vor und
nach Laparatomien zur Zeit des Hautschnittes und dann wieder zu Beginn
der Hautnaht, biopsierten. In der Zwischenzeit hatte sich der Natriumgehalt
des Biopsiematerials um 34 mval/100 gm dehydrierter entfetteter Trockensubstanz vermehrt, der Kaliumgehalt dagegen um 23 mval/100 gm dehydrierter entfetteter Trockensubstanz vermindert. Der Wassergehalt hatte
sich von 71 % auf 76 % erhöht (+7 %). Im gleichzeitig untersuchten, nicht
traumatisierten M. rectus femoris fanden sich keine Veränderungen.

Die durchschnittliche Kaliumausscheidung im Urin betrug 163 mval in den ersten 40 Std nach der Operation. Schon ein Vergleich dieser Zahlen zeigt, daß es falsch wäre, einen Austausch von intracellulärem Kalium gegen extracelluläres Natrium als Ursache der Sequestration zu vermuten. Klinisch entwickelt sich ein Defizit von etwa 4 mval Natrium pro kg Körpergewicht (17 % des EZR), häufig innerhalb weniger Stunden. Bei der gleichzeitig beobachteten Oligurie würde ein solcher Austausch einen Anstieg des Serum-Kaliumspiegels um 20 mval/l bewirken [38].

MOYER u. Mitarb. [24] erklären die Sequestration und Immobilisierung von extracellulärem Wasser und Natrium mit einer Veränderung des Wasserbindungsvermögens der makromolekularen extracellulären Kollagenfibrillen. Die Oberfläche dieser Fibrillen macht beim Erwachsenen über eine Million Quadratmeter aus. Die Absorptionsfähigkeit dieser Oberfläche wird durch mechanische, thermale und chemische Einwirkungen vergrößert, wie z. B. durch Trauma, Verbrennungen und durch die im hämorrhagischen Schock auftretende Acidose. Experimentelle Untersuchungen dieser Autoren zeigen ferner, daß die Ödembildung in traumatisierten Geweben mit Sicherheit nicht allein auf eine vermehrte Gefäßpermeabilität zurückzuführen ist. Sie bezweifeln, daß letztere dabei überhaupt eine Rolle spielt. Das Ödem von Geweben nach thermalem und mechanischem Trauma liege hauptsächlich extracellulär und nicht intracellulär. Die Immobilisierung von Wasser und Salz durch traumatisierte extracelluläre Elemente habe den gleichen Effekt, wie der Verlust dieser Substanzen nach außen, „auch wenn sie streng genommen noch im Körper vorhanden sind".

Natrium-Retention — Erhöhter Bedarf

Das EZV-Defizit entspricht der Größe des chirurgischen Traumas und die Verminderung des Plasmavolumens entspricht wiederum dem EZV-Defizit [8, 15, 19]. Auch die postoperative Natrium- und Wasserretention ist dem Grad des chirurgischen Traumas angemessen [31, 60, 75, 87, 88, 97, 134, 135]. Die Natriumausscheidung durch die Niere ist vom funktionellen extracellulären Volumen abhängig [44, 115]. Eine Verminderung des EZV, auch ohne Veränderung der Osmolarität, stellt einen Anreiz zur Ausschüttung von ADH dar [82, 96].

Aus diesen Tatsachen läßt sich schließen, daß die Natrium- und Wasserretention beim chirurgischen Patienten eine normale homöostatische Reaktion des Körpers darstellt, die dazu dient, einen Bedarf zu decken, der durch die Sequestration von extracellulärer Flüssigkeit und die Bildung eines „dritten" Raumes hervorgerufen wird. Ein Ersatz des EZV müßte demnach dazu führen, daß die Retention aufgehoben wird, und daß Natrium und Wasser wieder normal ausgeschieden werden.

RANDALL u. PAPPER [97] untersuchten die Natriumausscheidung bei Patienten vor und nach der Operation. Sie fanden, daß postoperativ ein Teil einer Infusion von 2000 ml isotoner Kochsalzlösung retiniert wurde. Wenn sie aber postoperativ isotone Kochsalzlösungen solange infundierten, bis die Ausscheidungsrate des Natriums den präoperativen Werten gleichkam, dann führte die jetzt angeschlossene weitere Verabreichung von 2000 ml isotoner Kochsalzlösung zu den gleichen Ausscheidungsraten von Natrium wie sie präoperativ nach einer solchen Infusion auftraten. Diese Autoren vertreten die Ansicht, daß ihre Ergebnisse sich am besten durch eine Verminderung des EZV erklären lassen. Sowie das Defizit aufgefüllt war, konnte der Frischoperierte ein Natriumüberangebot genauso gut ausscheiden wie vor der Operation. HAYES u. Mitarb. [60, 61] stellten fest, daß Patienten bei ausschließlicher Zufuhr von 5 %iger Glucose in Wasser postoperativ Natrium retinierten, während die ausschließliche Verabreichung von isotoner Ringerlactat-Lösung zur normalen Natriumausscheidung führte.

TERRY u. TRUDNOWSKI [122] berichteten im Jahre 1964 über 60 Patienten, darunter 9 Herzkranke, die im Laufe der Operation folgende Ringerlactat-Infusionen erhalten hatten: 2000 ml in der ersten Stunde der Anaesthesie und Chirurgie und 1000 ml in jeder weiteren Stunde bis zu einem Maximum von 10 l. Drei dieser Patienten hatten vor Beginn der Anaesthesie feuchte Rasselgeräusche über den Unterfeldern der Lunge, die als frühes Zeichen eines Herzversagens angesehen wurden. Keiner der 60 Patienten zeigte die Symptome einer Überinfusion. Alle Patienten hatten am Ende der Operation normale Serumelektrolyte.

Nach Einführung der Ringerlactat-Infusion waren Indikationen für Bluttransfusionen um 30 % und das Auftreten von postoperativer Hypotension um 60 % herabgesetzt. Serienhämatokritwerte stiegen bei einigen Patienten mit radikalen Eingriffen an, ein Zeichen dafür, daß selbst diese Menge von Flüssigkeit nicht ausreichte, um mit der Entwicklung des „dritten Raumes" Schritt zu halten. Bei weniger traumatischen Eingriffen verringerten sich die Mikro-Hämatokritwerte in einem Maße, das auf nur geringe Verschiebungen in den Flüssigkeitsräumen schließen ließ. Die Harnausscheidung hielt während der Operation kontinuierlich an und betrug nie weniger als 20 ml/Std. Die 24-Std-Ausscheidung betrug 600–5470 ml. Die Natriumretention am Tage der Operation zeigte eine Streuung von 90–570 mval; die höheren Werte traten bei Fällen auf, die größeren chirurgischen Eingriffen unterworfen waren. Die Verfasser stellten fest, daß der Flüssigkeitshomöostase *besser* gedient ist, wenn *zuviel* als wenn *zuwenig* Ringerlactat-Lösung verabreicht wird.

Aus diesen und unzähligen anderen Berichten geht hervor, daß Natrium und Wasser auch nach Trauma in normaler Weise ausgeschieden werden, solange ein ausreichender Ersatz der extracellulären Flüssigkeit stattfindet.

Wasser-Retention — Verminderte Toleranz

Unter Normalbedingungen werden bei einem Energieverbrauch von 3000 kcal im täglichen Wasserhaushalt des 70 kg schweren Erwachsenen etwa 3000 ml Wasser umgesetzt (100 ml pro 100 kcal) und 1200 Milliosmol harnpflichtige Soluta ausgeschieden (40 mOsm pro 100 kcal). Die normale tägliche Bilanz entspricht demnach einer hypertonen Lösung von 400 mOsm/L.

Die Oxydation der Nährstoffe erzeugt 360 ml Wasser (12 ml pro 100 kcal); weitere 2640 ml Wasser werden von außen zugeführt (88 ml pro 100 kcal). Die Verbrennung von 100 g Eiweiß sorgt für die endogene Produktion von etwa 550 mOsm stickstoffhaltiger Soluta; die restlichen 650 mOsm sind Substanzen, die mit der Nahrung aufgenommen werden, die Hälfte davon ist Kochsalz. Die exogene Aufnahme entspricht einer Lösung von ca. 250 mOsm/l.

Die *perspiratio insensibilis* des Erwachsenen ist bei normaler Atmung dem Energieverbrauch direkt angemessen, denn 25 % der erzeugten Wärme werden durch die Verdunstung von Wasser abgegeben (0,58 kcal pro ml Wasser). Die *perspiratio insensibilis* beträgt demnach 1300 ml solutafreies Wasser (43 ml pro 100 kcal).

Die Ausscheidung der Soluta erfolgt fast ausschließlich über die Niere unter Verwendung der restlichen 1700 ml Wasser. Die Harnkonzentration beträgt daher gewöhnlich 700 msm/l und das spezifische Gewicht des Harns 1018 (20, S. 140), d. h. ein Milliosmol wird in 1,43 ml Wasser ausgeschieden. Die Ausscheidung über die Niere erfolgt normalerweise als eine hypertone Lösung, welche die Konzentration der Körperflüssigkeiten (300 mOsm/l) um mehr als das doppelte übertrifft.

Bei uneingeschränkter Funktion kann die normal arbeitende Niere ein Milliosmol bei Bedarf auch in 0,7 ml Wasser konzentriert ausscheiden oder mit 20,0 ml Wasser maximal verdünnen. Der minimale Wasserbedarf beträgt daher 1800 ml pro Tag, die maximale Wassertoleranz dagegen 25000 ml pro Tag, d. h. mehr als 1000 ml pro Stunde (Abb. 3).

Im *Hungerzustand* werden körpereigene Gewebe abgebaut. Der Abbau von 100 g Eiweiß bewirkt die Freisetzung von 270 ml Zellwasser und den darin enthaltenen 80 mOsm gelösten Substanzen, darunter 38 mval Kalium. Außerdem werden 550 mOsm stickstoffhaltige Soluta erzeugt. Weitere 170 mOsm bestehen aus Natrium und ketotischen Metaboliten. Insgesamt werden 800 mOsm harnpflichtige Substanzen ausgeschieden.

Durch die Zufuhr von nur 100 g Glucose pro Tag werden sowohl die Ketose als auch der Eiweißabbau eingeschränkt, so daß nur 400 mOsm zur Ausscheidung anfallen. Eine kohlenhydratreiche, natriumfreie und eiweißfreie parenterale „Ernährung" schränkt die Hungerkatabolie soweit ein, daß pro Tag nur noch etwa 200 mOsm Soluta ausgeschieden werden. Gleich-

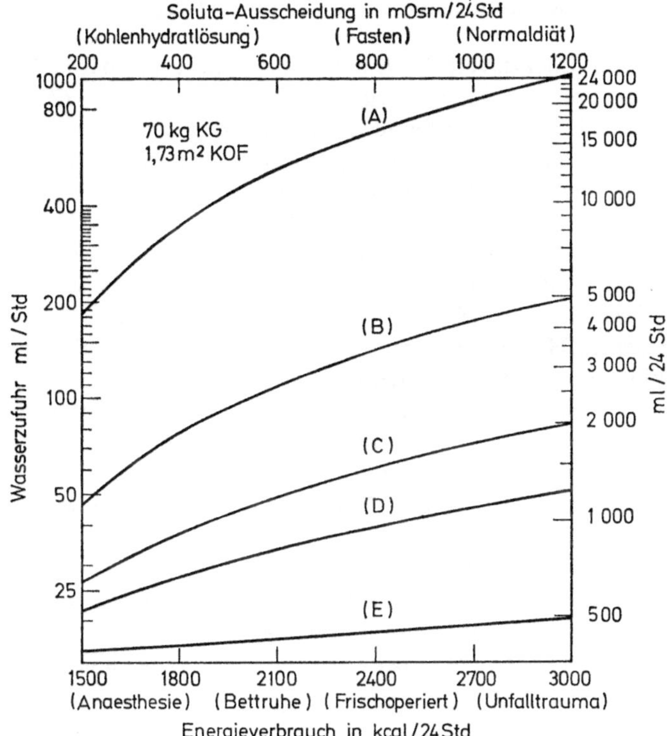

Abb. 3. Wassertoleranz in Abhängigkeit von der Soluta-Ausscheidung, der Nieren-funktion und dem Stoffwechselverhalten (logarithmischer Maßstab).

(A) Maximaltoleranz in der *Anabolie* bei normaler Nierenfunktion oder Diabetes insipidus. Harnkonzentration 50 mOsm/l. Oxydationswasser 12 ml/100 kcal. Perspiratio insensibilis 43 ml/100 kcal. Keine perspiratio sensibilis.
(B) Maximaltoleranz und Minimalbedarf bei *Isosthenurie*. Harnkonzentration auf 300 mOsm/l fixiert. Andere Bedingungen wie unter (A).
(C) Maximaltoleranz in der *Antidiurese* und *Hunger-Katabolie*. Negative Kalium- und Stickstoffbilanz im Verhältnis 2,38 mval K$^+$ pro g Stickstoff. Mit Verlust von 1 mval K Freisetzung von 7,1 ml Wasser. Harnkonzentration 750 mOsm/l. Andere Werte wie unter (A).
(D) Maximaltoleranz in der *Antidiurese* und *Trauma-Katabolie*. Negative Kalium- und Stickstoffbilanz im Verhältnis 7,5 mval K$^+$ pro g Stickstoff. Andere Werte wie unter (C). Minimalbedarf bei der unter (D) beschriebenen Hunger-Katabolie. Harnkonzenzentration 1400 mOsm/l.
(E) Minimaler Wasserbedarf bei der unter (D) beschriebenen Trauma-Katabolie. Harnkonzentration 1400 mOsm/l.

Bei unzureichender Wasserzufuhr führt die Isosthenurie zu einer Soluta-Retention. Diese entwickelt sich gewöhnlich langsam, ist leicht zu diagnostizieren und stellt nur selten eine akute Gefahr dar.

Dagegen führt die rasche, übermäßige Wasserzufuhr in der Antidiurese zur schnellen Entwicklung einer a k u t lebensgefährlichen Wasservergiftung, die oft nicht erkannt wird.

zeitig wird der Energieverbrauch durch Bettruhe und pharmakologische Ruhigstellung auf 1 500 kcal herabgesetzt. Die *perspiratio insensibilis* beträgt nunmehr 645 ml. Es werden 86 ml Zellwasser freigesetzt und 180 ml Oxydationswasser erzeugt. Der minimale Wasserbedarf ist auf 605 ml eingeschränkt, die maximale Wassertoleranz beträgt 4465 ml pro Tag (186 ml pro Stunde.)

Trauma, Operationen, Flüssigkeitsverluste aller Art, Infektionen und eine Reihe von Medikamenten, darunter Narkotika und Anaesthetika, rufen eine *Antidiurese* hervor. Ob diese auf der vermehrten Ausschüttung von antidiuretischem Hormon beruht oder nicht ist für unsere Betrachtungen gleichgültig, denn der Effekt ist der gleiche: Wasser wird im distalen Tubulus vermehrt rückresorbiert und das Verdünnungsvermögen der Niere ist erheblich eingeschränkt, so daß mit einem Milliosmol gelöster Substanz maximal nur 1,33 ml Wasser ausgeschieden werden können (Harnkonzentration 750 mOsm/l). *In der Antidiurese ist das Harnvolumen direkt von der Gesamtmenge der Soluta abhängig* [89].

In der durch Flüssigkeitsverluste oder Medikamente hervorgerufenen Antidiurese wird die maximale Wassertoleranz des Patienten unter der elektrolytfreien Kohlenhydrat-Infusion auf 645 ml pro Tag herabgesetzt. Diesem Patienten dürfen *pro Stunde nicht mehr als 27 ml Wasser* zugeführt werden.

In der *Antidiurese* liegt die Osmolarität des Harns stets höher als die Osmolarität des Plasma, d. h. die Clearance von solutafreiem Wasser ist immer negativ. Bei einem großen Angebot von endogenen Soluta (Harnstoff, Glucose) oder exogenen Soluta (Mannit, Dextran) kann auch in der Antidiurese eine großes Harnvolumen erzeugt werden, ohne daß damit jedoch eine positive Clearance von solutafreiem Wasser erzielt wird [89]. Werden dagegen große Mengen einer isotonen *natriumhaltigen* Lösung infundiert, so wird die Antidiurese offenbar vorübergehend aufgehoben, denn das spezifische Gewicht des Harns verändert sich umgekehrt proportional zum infundierten Volumen und gleicht sich schließlich dem spezifischen Gewicht der infundierten Lösung an, es steigt jedoch nach Beeindigung der Infusion wieder an [122].

Im „stress" ist *angeblich* auch das *Konzentrationsvermögen* der Niere eingeschränkt, wodurch bei gleichzeitiger Antidiurese die Harnkonzentration auf 750 mOsm/l und ein spezifisches Gewicht von 1020 fixiert wird [89]. Das scheint jedoch im postoperativen „stress" nur dann zuzutreffen, wenn elektrolytfreie oder hypotone Lösungen verabreicht werden. Diese Beobachtung entspricht daher der postoperativ „normalerweise zu erwartenden" Hyponatriämie. WILKINSON verabreicht z. B. für 48 Std. überhaupt keine Flüssigkeit und beschreibt als *typische* postoperative Veränderungen ein spezifisches Gewicht des Harns von mehr als 1030 und eine Hypernatriämie.

Das Einsetzen einer akuten Erkrankung oder eine schwere Verletzung oder Operation führen zu einem starken Anstieg des Stoffwechsels und damit des kalorischen Bedarfes des Patienten [48, 74]. Innerhalb der ersten 8–16 Std werden die vorhandenen Glykogen-Reserven des Körpers verbraucht

[89]. Es ist behauptet worden, daß eine weitere „grundsätzliche Stoffwechselreaktion in dieser Situation aus dem plötzlichen, starken Anstieg der Oxydation von Fett besteht; der erhöhte Stoffwechsel kann zur Verbrennung von 600 g Fett pro Tag führen, während der Eiweißstoffwechsel nicht größer ist als im Hungerzustand, wie aus zahlreichen Stickstoffbilanzen hervorgeht" [20, S. 216]. Andererseits beschreiben MOORE und andere Autoren als typische Stoffwechselreaktion nach Operationen und Trauma das Auftreten einer obligatorisch negativen Stickstoffbilanz mit großen Stickstoff- und Kaliumverlusten. Letztere betragen 5,0–7,5 mval K^+ pro g N [89, S. 411).

Diese *Trauma-Katabolie* bewirkt daher bei einem Abbau von 100 g Eiweiß (16 g N) einen Kaliumverlust von maximal 120 mval und damit die Freisetzung von 852 ml Zellwasser und ein Angebot von 256 mOsm. Weitere 550 mOsm stammen aus dem Eiweißabbau. Insgesamt stehen 806 mOsm zur Ausscheidung zur Verfügung, vorausgesetzt die Ketose wird durch ausreichende Glucosezufuhr verhindert. Der Energieverbrauch beträgt 2400 kcal, das Oxydationswasser 288 ml und die *perspiratio insensibilis* 1032 ml. Angesichts der unausbleiblichen Antidiurese können maximal nur 1072 ml Wasser über die Niere ausgeschieden werden. Die maximale Wassertoleranz beträgt nicht mehr als 964 ml pro Tag (40 ml pro Stunde), denn es stehen dem Organismus in dieser Situation 1140 ml Wasser aus endogenen Quellen zur Verfügung.

Wenn die „katabolische Reaktion" weniger stark abläuft, so liegen die Toleranzgrenzen niedriger. Bei stark ausgeprägter Reaktion liegen die Toleranzgrenzen höher, es wird jedoch auch entsprechend mehr endogenes Wasser freigesetzt. Die Stoffwechselreaktion tritt bei aktiven, gut ernährten jungen Männern besonders stark auf, während sie bei Frauen und weniger aktiven älteren Patienten abgeschwächt ist und bei Unterernährung und Kachexie völlig ausbleibt. Die Toleranzgrenzen entsprechen dann der Hunger-Katabolie. Eine *Ausnahme* bildet ein *extrem hoher Energieverbrauch* (5700 kcal) mit *maximaler Fettverbrennung* (600 g), minimalem Eiweißabbau (200 mOsm), *maximaler Keto-Azidose* (700 mOsm), *Mundatmung* und *Hyperventilation :* In diesem Fall beträgt der minimale Wasserbedarf ca. 5000 ml pro Tag, d. h. über 200 ml pro Stunde.

Bei unverminderter Konzentrationsfähigkeit der Niere ist der *minimale Wasserbedarf* in der *Trauma-Katabolie* auf weniger als 500 ml pro Tag (20 ml pro Stunde) beschränkt. Es ist weit ungefährlicher, diesen minimalen Wasserbedarf zu ignorieren als die maximale Wassertoleranz zu überschreiten. Das im Überschuß zugeführte Wasser wird retiniert und über die Flüssigkeitsräume des Körpers gleichmäßig verteilt. Bei einem normalen EZV beträgt der intrazelluläre Anteil 66% des Überschusses, bei einem großen EZV-Defizit erhöht sich jedoch der intrazelluläre Anteil auf 80%. Bei einem Defizit von 50% im EZV führt schon der geringe Überschuß von 2100 ml Wasser zu einer Ausdehnung des untrazellulären Volumens um 6% und damit zum Hirnödem und dem klinischen Bild der *Wasserintoxikation.* Ein solcher Wasserüberschuß kann in wenigen Stunden erzeugt, oder aber über mehrere Tage akkumuliert werden.

Ohne das Bestehen eines EZV-Defizites würde die Retention von 3000 ml 5%iger Glucose in Wasser das gleiche Resultat bewirken.

Eine Gesamtzufuhr von nicht mehr als 2400 ml 5%iger Glucose in Wasser am Tage der Operation hat zu klinisch bedeutsamen Graden der Hyponatriämie geführt, die sich durch Hypotension, Krämpfe und Coma bemerkbar machten, wenig mehr als diese Menge solutafreien Wassers hat bei postoperativen Patienten zum Tod geführt [1, 11, 136].

Besonders gefährdet sind ältere Patienten, Epileptiker mit erhöhter Krampfbereitschaft und Patienten mit großem EZV-Defizit oder einem „low-salt"-Syndrom.

In der internationalen Literatur finden sich unzählige Veröffentlichungen, die postoperative Wasserintoxikation nach Verabreichung von 5%iger Glucose in Wasser oder nach Gabe von hypotonen Lösungen beschreiben. Die typischen Symptome sind: Erregbarkeit, unwillkürliche Muskelzuckungen, fortwährendes Zupfen an der Bettwäsche, geistige Verwirrung, Lethargie, Desorientation, Nausea, Erbrechen, schwere Oligurie, Anurie, Coma, Krämpfe und Exitus [5, 7, 36, 40, 59, 60, 75, 76, 77, 136].

Diese schweren Komplikationen können vermieden werden, wenn die gesamte Flüssigkeitszufuhr am Tage der Operation oder des Traumas und während der nächsten zwei Tage nur in der Form von isotoner Ringerlactat-Lösung erfolgt, wie HAYES u. Mitarb. vorgeschlagen haben [61]. Der Organismus ist durchaus in der Lage aus dieser Lösung mit einer Osmolarität von 273 mOsm/l seine insensiblen Verluste abzudecken, solange er einen Harn mit einer Osmolarität von 750 mOsm/l ausscheiden kann. Nach der Verbrennung des Lactat sind nur noch etwa 250 mOsm/l dieser Infusion auszuscheiden, um 666 ml elektrolytfreies Wasser zu abstrahieren.

In vielen Kliniken haben die zahlreichen Berichte und Erfahrungen mit postoperativer Wasserintoxikation lediglich dazu geführt, daß die Zufuhr von 5%iger Glucose in Wasser auf 1500–2500 ml/24 Std „beschränkt" wird und solange fortgesetzt wird, bis enterale Ernährung möglich ist. Man bewegt sich damit haarscharf am Rande schwerer Komplikationen entlang und akzeptiert die Oligurie als notwendige Nebenwirkung dieses Vorgehens und zieht sie den „Gefahren" der Natriumzufuhr in isotoner Lösung vor.

Besonders in der Neurochirurgie ist die Verabreichung von elektrolytfreiem Wasser ein folgenschwerer Fehler. BAKEY u. Mitarb. [10] machten bei einer Gruppe von Patienten mit malignen Hirntumoren folgende Beobachtung: Die Infusion von 5%iger Glucose in destilliertem Wasser führte bei *allen* Patienten zu einer deutlichen Erhöhung des Liquordruckes. In 2 Fällen stieg der Druck von 150 mmH_2O auf 300 mmH_2O, während die

Infusion mit einer Geschwindigkeit von 11 und 15 ml/min verabreicht wurde. Unter der Zufuhr von 6 ml/min stieg ein Ausgangs-Liquordruck von 330 mmH₂O auf einen Wert von 480 mmH₂O an. Eine sichere Abhängigkeit der Druckerhöhung von der Infusions*geschwindigkeit* geht aus der Arbeit nicht hervor.

Im Gegensatz zu diesem alarmierenden Verhalten führte die Zufuhr von 5%iger Glucose in isotoner (0,85%) Kochsalzlösung *regelmäßig* zu einer Herabsetzung des Liquordruckes, wie z. B. in einem Fall mit einem Ausgangswert von 280 mmH₂O, der bei Verabreichung von 8 ml/min auf 140 mmH₂O absank. Wiederum läßt sich eine sichere Abhängigkeit des Druckes von der Infusions*geschwindigkeit* nicht feststellen.

Die „Schockniere"

Ein Abfall der Serum-Natriumkonzentration bewirkt eine Beeinträchtigung der Nierenfunktion, die sich in einer Verminderung der glomerulären Filtrationsrate (GFR) und der Plasmadurchströmung der Niere sowie einer Herabsetzung des Harnvolumens und einer Erhöhung der Harn-Osmolarität ausdrückt [6, 23, 62, 82, 83, 105, 118, 128].

SCHROEDER [105] hat dieses Syndrom im Jahre 1949 bei Frischoperierten beschrieben. Die Patienten hatten eine Oligurie. Große Infusionen von 5%iger Glucose in Wasser bewirkten keine Verbesserung der Diurese, dagegen stieg der Rest-N an, die Serum-Natriumkonzentration nahm fortlaufend ab und die Harnstoff-Clearance betrug weniger als 10% des Normalwertes. Obwohl die Infusionsrate von 5%iger Glucose in Wasser erhöht wurde, kam es zur Anurie und zu Symptomen von seiten des ZNS. Dieses Syndrom wurde durch die Infusion von 6%iger NaCl-Lösung behoben. Die Funktion des ZNS verbesserte sich, die Diurese setzte ein und die Harnstoff-Clearance kehrte auf 60–70% des Normalwertes zurück.

BRISTOL [23] führte bei Hunden eine Hyponatriämie herbei, verabreichte dann 25 ml Wasser pro kg Körpergewicht über einen Zeitraum von 7 Std und bestimmte gleichzeitig das Harnzeitvolumen. Er kam zu folgenden Ergebnissen:

Serum Na⁺ in mval/l	Ausfuhr in Prozent der zugeführten Wassermenge
140	71
135–139	60
130–134	48
125–129	43
120–124	43
110–119	30

Das Harnzeitvolumen entsprach jeweils der Serum-Natriumkonzentration. Neben der progressiven Oligurie entwickelten sich mit geringer werdender Serum-Natriumkonzentration Nausea, Erbrechen, allgemeine Schwäche bei zunehmender allgemeiner Muskelerregbarkeit, Desorientation und Krämpfe. Ohne Salzverabreichung trat der Tod ein.

ARIEL [6] untersuchte sowohl chirurgische wie auch nichtchirurgische Patienten, die durch salzfreie Diät und mittels Magensonde sowie durch die Zufuhr von 5 %iger Glucose in Wasser hypo-,,chlorämisch" gemacht worden waren. Diese Patienten waren nicht dehydriert. GFR und Nierendurchblutung waren um 25 % vermindert, kehrten aber nach Salzverabreichung zur Norm zurück.

McCANCE hat eine Reihe von Arbeiten veröffentlicht [82, 83, 128], die sich mit der Wirkung der primären Natriumverarmung beim Menschen und bei Versuchstieren befassen. Er benutzte salzfreie Diät und Schwitzkasten und erlaubte die Zufuhr beliebiger Mengen reinen Wassers. Ein- und Ausfuhr wurden genau registriert. Beim Menschen fand sich zunächst ein gleichzeitiger isotoner Verlust von Salz und Wasser, so daß die Körperosmolarität erhalten blieb, obwohl sich die Menge des gesamten Körperwassers um etwa 2 l verminderte. Bei weiteren Verlusten gibt der Organismus die Osmolarität zugunsten der Erhaltung dieses bereits verminderten Volumens auf. Erst jetzt kommt es zu einem Abfall der Serum-Natriumkonzentration. Beim 70 kg schweren Menschen bedeutet das die Möglichkeit eines *normalen Serum-Natrium-Wertes nach Verlust von 300 mval Natrium*. Die GFR war um 30 % verringert und es wurde zunehmend schwerer, mit einem Wasserstoß eine Diurese herbeizuführen: Bei den als Versuchstieren benutzten Kaninchen fiel die GFR auf 50 % ab und es stellte sich eine ausgeprägte Oligurie ein.

HOLMES [62] führte bei Hunden eine Hyponatriämie herbei und hielt die Serum-Natriumkonzentration für längere Zeit auf einem Niveau, das 15–25 mval pro Liter unter dem Normalwert lag. Diese Hunde verloren die Fähigkeit, eine zugeführte Wassermenge in normaler Weise auszuscheiden. Im Beobachtungszeitraum von 5 Std wurden in einem Falle nach Zufuhr von 600 ml Wasser nur 20 ml ausgeschieden.

STOKES u. Mitarb. [118] untersuchten Salzverarmungszustände ohne Dehydration beim Menschen und beim Hund. Die Hyponatriämie verursachte einen Abfall der GFR von 30–80 %.

Eine große Infusion von 5 % Glucose in Wasser führte bei bestehendem Salzmangel zu einem weiteren Abfall der GFR und bewirkte keine Zunahme der Ausscheidung. Angesichts einer Hyponatriämie mit Serum-Natriumwerten, die 10–39 mval/l unter dem Normalwert lagen und trotz eines Wasserüberschusses im Plasma blieb der Harn stark hyperosmotisch. Es ist bemerkenswert, daß die Zufuhr einer *hypertonen* Salzlösung dann nicht nur die GFR und Nierendurchblutung normalisierte, sondern auch zur

Ausscheidung großer Mengen eines *hypotonen* Harns führte. Die Autoren schlossen daraus, daß *die bei Frischoperierten beobachtete Hyponatriämie die renale Ausscheidung von Wasser und Soluta entscheidend beeinträchtigt.*

Hierzu ist ergänzend zu bemerken, daß *ohne* die Zufuhr von freiem Wasser bei Frischoperierten eine Hyponatriämie wahrscheinlich überhaupt nicht auftreten würde. Sollte sie dennoch in Erscheinung treten, so wäre dies ein weiterer Beweis dafür, daß bei Trauma mehr endogenes Wasser freigesetzt wird, als die Niere ausscheiden kann. Die zusätzliche Zufuhr von elektrolytfreiem Wasser ist ein gefährliches und sinnloses Unterfangen.

In einer Aufzählung der häufigsten Todesursachen nach schwerem Trauma oder ausgedehnter Chirurgie [90] steht an erster Stelle die „Obliterative Pneumonitis" und an zweiter Stelle die Infektion, während das Nierenversagen an dritter Stelle angeführt wird.

DOBERNECK u. Mitarb. [39] berichten von einer Häufigkeit des akuten Nierenversagens nach extrakorporalem Bypass von 3 %, d. h. von 1000 Patienten zeigten 30 diese schwerwiegende Komplikation, die Mortalität betrug 87,7 %.

Man kann sich nur schwer des Eindruckes erwehren, daß das akute Nierenversagen, die sog. „Schockniere", immer dort von großem Interesse ist, wo es als Kunstfehler gilt, dem chirurgischen Patienten Natrium zuzuführen und wo die extrakorporalen Kreislaufapparaturen mit 5 % Glucose in Wasser oder anderen natriumfreien Lösungen zur Hämodilution beschickt werden. Andererseits ist diese Komplikation dort, wo die Verwendung elektrolytfreien Wassers vermieden wird und wo Natrium in isotoner gepufferter Lösung in ausreichenden Mengen verabreicht wird, eine ausgesprochene Seltenheit, wenn sie überhaupt als Folge schweren Traumas oder ausgedehnter Operationen und des Schocks gesehen wird (eigene Erfahrungen).

Eine mögliche Erklärung für dieses unterschiedliche Verhalten von Patienten und dem daraus resultierenden unterschiedlichen Interesse an osmotischen Diuretika und Dialyseverfahren findet sich in den hochinteressanten Untersuchungen von THURAU u. SCHNERMANN [123]. Es gelang diesen Autoren, nachzuweisen, daß eine Erhöhung der Na^+-Konzentration in der Tubulusflüssigkeit am Ende der Henleschen Schleife eine Abnahme bzw. Einstellung der Filtration des betroffenen Nephrons zur Folge hat. Es wird ein intrarenaler Koppelungsmechanismus zwischen dem Maculadensa-Segment des juxtaglomerulären Apparates und der afferenten Arteriole postuliert, der zur Regulation des tubulären Na^+-Loads dient und an dem das Renin-Angiotensinsystem beteiligt ist. – Dieser „Thurau-Mechanismus" ist bereits dahingehend interpretiert worden, daß man evtl. mit der Verabreichung von Natrium Unheil stiften könnte [70. S. 146].

Das Gegenteil dürfte jedoch der Fall sein, denn die Versuche wurden an 2 Gruppen von Tieren (Ratten) durchgeführt, von denen eine durch kochsalzfreie Ernährung für 3 Monate natriumarm gemacht worden war, um den renalen Reningehalt zu erhöhen. Bei der anderen Gruppe wurde 3 Wochen vor dem Versuch eine einseitige Nephrektomie vorgenommen und 1 % NaCl-Lösung als Trinkwasser angeboten, um eine maximale Reninverarmung der Niere herbeizuführen. Aus den Ergebnissen geht hervor, daß der Thurau-Mechanismus nur bei der ersten Gruppe zur Wirkung kam, daß also die *Natrium-Verarmung eine Voraussetzung* für das Funktionieren dieses Mechanismus darstellt. Bei der intravenösen Infusion von hypertoner Kochsalzlösung zeigte sich eine renale Vasodilatation und Filtratsvermehrung. Dieser Befund ließ sich nach Angaben von Thurau zunächst schwer einordnen, da er unter diesen Bedingungen eine Erhöhung der Na^+-Konzentration im Macula-densa-Segment annahm. Er zitiert dann aber andere Versuche, in denen gezeigt wurde, daß unter diesen Umständen durch eine Zunahme der Na^+-Resorption im aufsteigenden Schenkel der Henleschen Schleife die Na^+-Konzentration am Anfang des punktierbaren distalen Tubulus *ebenso niedrig wie in Antidiurese ist.*

Es ist möglich, daß der Thurau-Mechanismus bei der Entstehung der Schockniere eine entscheidende Rolle spielt. Bei einigen Patienten sind die Vorbedingungen in der Form einer Natriumverarmung bereits vor der Schockphase erfüllt (salzarme Ernährung, Diuretika, Behandlung der arteriellen Hypertonie) und die Symptome des akuten Nierenversagens dürften relativ früh einsetzen. Bei anderen Patienten werden diese Voraussetzungen erst geschaffen: Man kann innerhalb von 2–3 Tagen bei großen Natriumverlusten (EZV-Defizit infolge von Trauma, Ileus, Peritonitis, Coma diabeticum) und gleichzeitiger Zufuhr natriumfreier oder -armer Infusionen zumindest eine genau so große Natriumverarmung herbeiführen wie in 3 Monaten kochsalzarmer Ernährung. Das Einsetzen der Symptome ist so lange verzögert, bis die akute Natriumverarmung zur Ingangsetzung des Mechanismus ausreicht. Bei beiden Gruppen von Patienten läßt sich m. E. das akute Nierenversagen durch die unverzögerte ausreichende Zufuhr einer natriumhaltigen gepufferten isotonen Elektrolytlösung ohne Verwendung von Vasopressoren, osmotischen Diuretika und kolloidalen Lösungen am besten vermeiden. Auch hier ist die Verabreichung elektrolytfreien Wassers in jeder Form von Übel, da sie zur Hyponatriämie führt und damit den oben beschriebenen Mechanismus begünstigt.

Das bedeutet, daß natriumfreie oder hypotone Lösungen für folgende Zwecke *nicht* verwendet werden sollten: Zur Schockbehandlung, zum Beschicken von Apparaturen für den extrakorporalen Kreislauf [94], zum Spülen von Körperhöhlen, zu Einläufen, zum Anfeuchten von Wundtüchern und Tupfern und als Träger-Lösung für Medikamente und schon gar nicht zur parenteralen Infusion. Am Abend vor der Operation sollte dem Patienten nicht Zuckerwasser oder Tee, sondern eine wohlschmeckende Elektrolytlösung mit Kohlenhydraten angeboten werden. Die gleiche

Lösung sollte auch in den ersten 3 Tagen nach der Operation oder dem Trauma verabreicht werden, wenn immer der Patient zur oralen Aufnahme imstande ist.

Bis zu einem gewissen Punkt kann das Auftreten des Thurau-Mechanismus auch mit Hilfe der osmotischen Diuretika verhindert werden. Wenn man aber bedenkt, daß letzten Endes dieser Mechanismus einen äußersten Versuch des Körpers zur Konservierung von Natrium darstellt [70, S. 163] und daß er auch *nur* bei einer Natriumverarmung in Funktion tritt, dann erscheint es sinnvoller, dieses Natriumdefizit zu ersetzen, als es mit Mannit zeitweise zu umgehen [14]. Wenn eine Anurie versuchsweise mit einem „Wasserstoß" behandelt wird, so wird dieser oft zum „Gnadenstoß" für den Patienten. Bei einem erniedrigten Serum-Natriumwert[1] sollte man beim Erwachsenen 100–200 ml einer 5%igen, also hypertonen, Kochsalzlösung zuführen, ungeachtet etwa vorliegender Ödeme. Bei einem normalen oder erhöhten Serum-Natriumwert und Ödemfreiheit empfiehlt sich dagegen die Verabreichung von 1–2 l Ringerlactat-Lösung in 1–2 Std. Kommt es danach nicht zu einer Diurese, so muß zunächst an eine mechanische Verlegung der Harnwege gedacht werden (retroperitoneales Hämatom, Unterbindung, usw.).

Extracelluläres Volumen und Säure-Basen-Gleichgewicht

In der Erhaltung des Säure-Basengleichgewichtes nimmt das Bicarbonat (HCO_3^-) eine Schlüsselstellung ein. Der Gesamtbestand des Körpers beträgt etwa 10–12 mval/kg, d. h. der Körper eines 70 kg schweren Erwachsenen enthält 700–840 mval HCO_3^- [20, S. 41]. Davon ist ungefähr die Hälfte über den extracellulären Raum verteilt, und zwar in einer durchschnittlichen Konzentration von 27 mval/l. Damit übertrifft die Pufferkapazität des gesamten extracellulären Raumes die des gesamten Blutvolumens [89, S. 19] einschließlich des Hämoglobins. Sie beträgt etwa ein Drittel der Pufferkapazität des Gesamtorganismus. Auf dieser Tatsache beruhen mathematische Formeln, mit deren Hilfe man die zur Korrektur einer metabolischen Acidose nötigen Mengen an Bicarbonat oder THAM berechnet [113]: BE (extracell. phase) = 0,3 · BE (Blut) · Körpergewicht.

Der empirische Extracellulärraum-Faktor 0,3 setzt ein normales extracelluläres Volumen voraus, eine Gegebenheit, die bei Patienten nach Trauma oder Sequestration sowie im Schock nicht gegeben ist. Daraus erklärt sich,

---

[1] Cave: Hyperlipämie, Hyperosmolarität, Erhöhung der Blutzucker- und Harnstoffkonzentration führen zu einer Pseudohyponatriämie! Jeder Konzentrationszuwachs anderer Substanzen um 2 mOsm/l (Erhöhung des Blutzuckers um 36 mg% oder des Harnstoffs um 12 mg%) verdrängt etwa 1 mval/l Natrium [127]. Der gemessene Serum-Natriumwert *muß* dementsprechend korrigiert werden.

warum eine metabolische Acidose nach der Korrektur oftmals in eine metabolische Alkalose umschlägt. Anstatt nun bei einem bestehenden EZV-Defizit diesen Faktor zu verringern wäre es besser, zunächst einmal das Volumendefizit auszugleichen. Damit wird oft schon eine weitgehende Korrektur der Acidose bewirkt, da jeder Liter EZV-Defizit gleichzeitig ein extracelluläres Basendefizit von 27 mval bedeutet.

Eine Voraussetzung für diese Korrektur ist jedoch der Gebrauch einer EZF-Ersatzlösung, die etwa 27 mval/l Bicarbonat oder eine entsprechende Menge eines metabolischen Bicarbonat-Vorläufers enthält, wie Lactat, Malat, Acetat oder Gluconat. Jede größere Volumenkorrektur eines EZV-Defizits sollte stets mit einer solchen Lösung und niemals mit sog. „physiologischer" Kochsalzlösung vorgenommen werden, da mit der letzteren die Gefahr einer „Verdünnungs-"acidose heraufbeschworen wird, die z. B. im Coma diabeticum zum Tode führen kann [25, S. 52]. Die Kochsalzlösung verdünnt das im Plasma und im extravasalen Raum enthaltene Bicarbonat, das bereits durch das EZV-Defizit in seinem Bestand reduziert ist. Die Verdünnung bewirkt eine weitere Herabsetzung der Pufferkapazität. Nach WEISBERG [127] kann die Zufuhr von 300–500 ml isotoner Kochsalzlösung in 15–20 min den pH akut von 7,4 auf 7,3 senken. Mit anderen Worten, jeder Liter einer isotonen Kochsalzlösung hat einen negativen „Base excess" von etwa 25 mval [113]. Eine weitere Erklärung gibt CHRISTENSEN [20, S. 61], indem er darauf hinweist, daß sog. physiologische Kochsalzlösung bei einem Kohlensäurepartialdruck von 40 mmHg einen pH von 4,5 annimmt. Um einen pH von 7,4 herzustellen, müssen nicht nur Cl^+-Ionen eliminiert werden, sondern auch H^+-Ionen müssen neutralisiert werden. Die Cl^+Ionen werden nämlich mit neugebildetem Bicarbonat ersetzt, jedoch für jedes HCO_3^- wird gleichzeitig ein H^+ produziert, und zwar im Verhältnis 1:1 nach der Formel

$$CO_2 + H_2O \rightleftharpoons H_2CO_3 \rightleftharpoons HCO_3^- + H^+.$$

(Das im Plasma vorliegende normale Gleichgewicht zwischen Bicarbonat- und Wasserstoffionen, 600000:1, wird dadurch laufend gestört. Es müssen pro Minute etwa 10 mval CO_2 abgeatmet und 0,05 mval H^+ ausgeschieden werden, um es wiederherzustellen bzw. aufrecht zu erhalten. Beim Diabetes mellitus müssen pro Minute bis zu 0,5 mval H^+ ausgeschieden werden.)

Bei erhaltener Nierenfunktion werden die überschüssigen sauren Valenzen schnell eliminiert. Wenn aber durch rasche Zufuhr einer großen Menge Kochsalzlösung eine nennenswerte Acidose hervorgerufen worden ist, dann wird durch diese allein schon die Nierenfunktion beeinträchtigt. ZIMMERMANN [137, s. a. 70, S. 149] berichtete über eine Herabsetzung der Nierendurchblutung um 50 % bei einem pH von 7,3 und um 66 % bei einem pH von 7,25. Unter diesen Umständen ist die Niere bestrebt, Bicarbonat zurückzuhalten, das bedeutet aber gleichzeitig eine Retention von Natrium. Es ist nicht verwunderlich, daß mit der sog. „physiologischen" Kochsalzlösung zuweilen schlechte Erfahrungen gesammelt wurden, obwohl diese Infusion beim chirurgischen Patienten sicher weit ungefährlicher ist als 5 %ige Glucose in Wasser!

Die Ringerlactat-Lösung hat sich als eine brauchbare Ersatzlösung für die EZF erwiesen. Sie enthält annähernd die in dieser Flüssigkeit normalerweise auftretenden Konzentrationen an Natrium, Chlorid, Kalium und Calcium sowie eine der Bicarbonatkonzentration angepaßte Menge des metabolischen Bicarbonatvorläufers Lactat. Eine größere Lactatkonzentration würde zum Auftreten einer Alkalose führen. Durch die Wiederauffüllung eines EZV-Defizits wird die Gesamtmasse der EZF erhöht und damit die Säuren-Basenstabilität verbessert. Auch andere Überschuß- oder Mangelzustände fallen nun weniger ins Gewicht, wie z. B. Überdosierung, Harnstoff- und Kreatinin-Erhöhung, Hyper- oder Hypo-Natriämie oder -Kaliämie, solange die zugeführte Ersatzlösung annähernd normale Konzentrationen enthält. Die Gefahr der Produktion einer Lactatacidämie durch das Lactat bildet eine theoretische Grundlage für viele intellektuelle Argumente, sollte aber vom Gebrauch dieser Lösung niemals abhalten, da sie praktisch nur im Coma hepaticum eine Rolle spielt.

SHIRES u. Mitarb. [84] fanden bei einer Gruppe von Hunden nach der Behandlung des hämorrhagischen Schocks mit Bluttransfusionen und großen Mengen Ringerlactat-Lösung eine *Abnahme* der arteriellen „excesslactate"-Werte, sowie eine Normalisierung des pH, Verringerung des peripheren Widerstandes auf 56 % der Schockwerte und ein signifikant besseres Herzzeitvolumen als in der 2. Gruppe, bei der lediglich das entfernte Blut retransfundiert wurde. In der letzten Gruppe blieben die „excess lactate"-Werte erhöht und der periphere Widerstand war nach der Transfusion 20 % höher als z. Z. des Schocks.

Trotz dieser guten Erfahrungen ist gegen eine Verbesserung der Ringerlactat-Lösung nichts einzuwenden. So könnte man z. B. anstelle des Lactats das Malat oder Acetat verwenden und anstelle der Glucose den Invertzucker. Außerdem sollten 1 oder 2 mval Magnesium in die Formel eingebaut werden. Es soll aber an dieser Stelle vor drei „Verbesserungen" gewarnt werden, die sicher zu Enttäuschungen Anlaß geben würden:

1. Es wäre ein Fehler, die Glucose gänzlich durch ein Kohlenhydrat zu ersetzen, das vom Gehirn nicht verwertet werden kann.
2. Der Anteil des Bicarbonatvorläufers sollte nicht erhöht werden (um eine Alkalose zu vermeiden) und
3. sollte auf keinen Fall eine hypotone Lösung zum Ersatz von extracellulärer Flüssigkeit verwendet werden, etwa in der Absicht, gleichzeitig insensible Verluste damit zu ersetzen.

Beim schweren traumatischen oder hämorrhagischen Schock sowie bei schwerem EZV-Defizit im Coma diabeticum, bei Ileus, Peritonitis und anderen Erkrankungen ist der Bedarf an elektrolytfreiem Wasser infolge der Freisetzung von körpereigenem Wasser sehr stark reduziert, während die Gefahr der Wasserintoxikation bei eingeschränktem EZV unverhältnismäßig groß ist.

Eine andere Frage betrifft den pH der Infusionslösung. Wie viele andere parenterale Lösungen (u. a. Dextran), so hat auch die Ringerlactat-Lösung einen relativ niedrigen pH (6,4–6,5, und mit 5%igem Glucosezusatz 4,9). MOYER u. Mitarb. haben bei der Behandlung des hämorrhagischen Schocks bessere Erfolge mit einer Ringerlactat-Lösung erzielt, deren pH mit NaOH-Lösung auf 8,2–8,5 eingestellt worden war. Weitere Untersuchungen sind nötig, um die Resultate zu sichern [37, 38]. Hinsichtlich der Interpretation von pH und „excess lactate"-Werten und ihren Veränderungen unter der Ringerlactat-Infusion im schweren Schock muß vor der Möglichkeit eines Fehlers gewarnt werden: Die während der Schockphase in nicht durchströmten peripheren Gefäßgebieten angesammelten sauren Metaboliten, wie Milchsäure, werden unter der Infusion mobilisiert und in den Kreislauf eingeschwemmt. Ein vorübergehender Abfall des pH und Anstieg der Milchsäure sollte nicht der Infusion zur Last gelegt und mit ihrem Lactatgehalt erklärt werden. Im Gegenteil, es ist zu erwarten, daß sich diese Werte mit der schnellen Verabreichung weiterer großer Mengen der gepufferten Elektrolytlösung normalisieren werden.

Eine Gruppe von Autoren hat gezeigt, daß im experimentellen hämorrhagischen Schock die Mortalität durch die alleinige Behebung der Acidose und der Anurie nicht verbessert wird, solange nicht gleichzeitig ausreichende Mengen einer natriumhaltigen Flüssigkeit zugeführt werden [95].

Die Bedeutung des Natriums

Bei der Erhaltung eines normalen extracellulären Volumens spielt das *Natrium* eine entscheidende Rolle. ELKINTON, DANOWSKI, u. WINKLER [35, 42, 43] riefen bei Tieren durch Salzentzug einen schweren Kreislaufkollaps hervor, der sich vom traumatischen Schock klinisch nicht unterscheiden ließ. Verabreichung von 5%iger Glucose in Wasser zur Auffüllung des Volumendefizits führte zu einer weiteren Verschlechterung und zu Zeichen der Wasserintoxikation. Die Behandlung mit Salzlösung hingegen brachte die Herz- und Kreislauffunktion zur Norm zurück. Die Autoren schlossen daraus, daß bei einem bestehenden extracellulären Defizit die alleinige Auffüllung des *Volumens* keine Besserung herbeiführt, sondern daß auch die *Tonizität* normalisiert werden müsse.

MOYER u. Mitarb. [52, 92] führten bei Versuchspersonen und bei Hunden Untersuchungen über die experimentelle Natriumverarmung durch.

Duodenalsaft wurde mittels einer Verweilsonde entfernt, während gleichzeitig gerade genug 5%ige Glucose in Wasser infundiert wurde, um den Serum-Natriumspiegel auf normalen Werten zu halten. Dazu wurden etwa 10 ml/kg/24 Std benötigt. Mit dem Natriumwert bleibt auch die Osmolarität des Serums unverändert. Nach etwas über 3 Tagen besteht eine negative Natriumbilanz von etwa 6 mval/kg Körpergewicht. Dieses Defizit entspricht 15% des gesamten austauschbaren Natriums von 40 mval/kg. Es kommt unter dieser relativ geringfügigen Natriumverarmung zu einer Tachykardie und einem Abfall des systolischen Blutdruckes. Der diastolische Blutdruck fällt zunächst ab, steigt dann aber scharf an, ein Zeichen des erhöhten peripheren Widerstandes. Die Blutdruckamplitude verringert sich zunehmend und eine progressive Oligurie tritt ein.

Von Werten, die noch im Bereich der Norm liegen, kommt es dann plötzlich zu einem akuten Abfall des Blutdruckes infolge einer orthostatischen Hypotension und zu einer orthostatischen Tachykardie mit hohen Pulswerten (170/min). Der Zustand ist jetzt bereits als lebensgefährlich anzusprechen, so daß eine weitere Natriumverarmung beim Versuch am Menschen nicht vertretbar ist.

Bei einem Natriumverlust von 8 mval/kg treten schwerste Kreislaufstörungen auf, die von einem hämorrhagischen Schock klinisch schwer zu unterscheiden sind. Hämatokrit und *Plasma-Proteinkonzentration* sind *erhöht*, das Plasmavolumen dagegen stark vermindert. (Offenbar hängt das Plasmavolumen weniger von der Plasma-Proteinkonzentration ab, als von der Menge des austauschbaren Körpernatriums.) Weiterhin verringert sich der Sauerstoffverbrauch des Organismus bei diesem Grad der Natriumverarmung über 4 Tage progressiv und erreicht Werte, die 34% unter der Norm liegen, ehe noch das Natriumdefizit 8 mval/kg beträgt. (Es erscheint bemerkenswert, daß ein mäßiges *extracelluläres* Volumen*defizit* den *intracellulären* Stoffwechsel beeinträchtigt, und zwar in einem Maße wie man es von einem massiven interstitiellen Ödem kaum erwarten würde. Ein mäßiger extracellulärer Volumen*überschuß* dürfte m. E. den Zellstoffwechsel eher fördern als stören: Säuglinge und Kleinkinder haben bekanntlich einen relativ größeren EZR als Erwachsene, bei einem ebenfalls höheren Stoffwechsel pro kg Zellmasse.)

Zu diesem Zeitpunkt lassen sich alle diese durch den Entzug von Natrium herbeigeführten Entgleisungen mit der Zufuhr einer natriumhaltigen Lösung innerhalb von 4 Std wieder beseitigen. Eine Stabilisierung des Kreislaufs und Verbesserung der Nierentätigkeit treten bereits auf, wenn nur 5–10% des Defizits ersetzt worden sind (sie verschwinden aber bald wieder, wenn nicht weiterinfundiert wird und der Rest des Defizits ersetzt wird).

Bei einem Defizit von 8–12 mval Na$^+$/kg Körpergewicht tritt bei einigen Tieren bereits der Tod ein. Keines der Tiere überlebt einen *akuten*, d. h. sich über mehrere *Tage* erstreckenden Natriumentzug von 14 mval/kg Körpergewicht. MOYER stellte ferner fest, daß das Plasmavolumen sich mit dem Verlust von 1 mval Na$^+$/kg Körpergewicht jeweils um 4,2% seines Ausgangswertes linear verringerte. Diese direkte Abhängigkeit des Plasmavolumens, und damit des Blutvolumens, von der Gesamtmenge des austauschbaren Körpernatriums ist von überragender klinischer Bedeutung! Die Kreislaufphänomene in den beschriebenen Versuchen, aber auch bei einer Reihe von klinischen Zuständen, finden damit eine Erklärung, so z. B. der „irreversible" Schock nach Operationen [116].

Der Gesamtbestand des Körpers an austauschbarem Natrium beträgt etwa 40 mval/kg; davon entfallen 24–28 mval/kg auf den „funktionellen" extracellulären Raum. Man kann also die oben angeführten Ergebnisse dahingehend auslegen, daß bei einem Verlust von 25% des funktionellen extracellulären Volumens die Stabilität des Kreislaufes nicht mehr gewährleistet ist und daß sie bei 30% Verlust deutlich gefährdet ist, während bei Verlusten zwischen 30 und 50% Lebensgefahr besteht und bei einem Verlust von 58% erfahrungsgemäß ein Überleben nicht möglich ist. Diese Verhältnisse bestehen nicht nur bei traumatischem Verlust von extracellulärer Flüssigkeit, sondern auch bei anderen Situationen, die mit einer starken Verminderung des EZV einhergehen, wie z. B. im Coma diabeticum. Die bei schwerer diabetischer Ketoacidose erhobenen Natrium-Verluste werden mit 5,1–13,3 mval/kg Körpergewicht angegeben [20, S. 431]. Das Natriumdefizit wird als häufigste Todesursache bei diabetischer Acidose angesehen [67, S. 58].

Wenn auch das Natrium bei der Erhaltung des extrazellulären *Volumens* eine wichtige Rolle spielt, so liegt doch seine größte Bedeutung darin, daß es einen entscheidenden Einfluß auf die *Tonizität* des gesamten Körperwassers hat. Die kritischen Grenzen der Tonizität, oder *Osmolarität*, sind nämlich noch enger gesteckt als die kritischen Grenzen des extracellulären Volumens oder z. B. der Wasserstoffionen-Konzentration. Die normale Osmolarität des Serums liegt bei 285 mOsm/kg; Werte von weniger als 220 mOsm/kg oder mehr als 475 mOsm/kg sind m. W. bisher bei überlebenden Patienten nicht beschrieben worden. Mit einem neuzeitlichen Osmometer kann die Gefrierpunkt-Messung in ca. 2 min durchgeführt und die Gesamtkonzentration aller gelösten Bestandteile direkt in mOsm/kg abgelesen werden. Die Bestimmung ist einfach, schnell und zuverlässig; sie kann bei durchschnittlicher Intelligenz in etwa 10 min erlernt werden und gibt lebenswichtige diagnostische Hinweise. Umso erstaunlicher ist es, daß in der Klinik von dieser Untersuchung so wenig Gebrauch gemacht wird. Man sollte jedem Patienten unter der parenteralen Infusionstherapie die Vorteile einer *täglichen* Überprüfung der Serum-Osmolarität zugute kommen lassen, denn ohne diese Bestimmung wird er unnötig großen Gefahren ausgesetzt.

Die Serum-Osmolarität gibt über die Osmolarität des gesamten Körperwassers Auskunft, denn beide Werte sind gleich groß: Es gibt innerhalb des Organismus keine osmotischen Gradienten. Der Hauptanteil der Serum-Osmolatirät wird vom *Natrium* und seinen Anoinen bestimmt. Die nicht ganz vollständige Dissoziation führt dazu, daß dieser Anteil 1,86 mOsm pro mval Natrium beträgt. Kalium, Calcium, Magnesium und Protein tragen nur wenig zur Osmolarität des Serums bei, insgesamt etwa 10 mOsm/kg. Dieser Anteil unterliegt nur geringen Schwankungen, auch unter pathologischen Bedingungen. Glucose und Harnstoff dissoziieren nicht und fügen daher pro mMol nur je ein mOsm zu, insgesamt im Durchschnitt etwa 10 mOsm/kg. Dieser Anteil kann unter pathologischen Bedingungen stark erhöht, jedoch aus offensichtlichen Gründen kaum jemals erniedrigt sein.

Daraus ergibt sich, daß eine herabgesetzte Serum-Osmolatität *immer* einen niedrigen Serum-Natriumwert zur Ursache hat, was bei einem schnellen Abfall *immer* auf einen Wasser-Überschuß schließen läßt! Besteht gleichzeitig eine Anurie, so *muß* eine *hypertone Salzlösung* zugeführt werden. In Abwesenheit schwerer Symptome genügt die *Enthaltung jeglicher Flüssigkeit* bis die Osmolarität wieder normal ist. Niemals *darf* in dieser Situation eine elektrolytfreie Infusion verabreicht werden. Auch die Anwendung einer *isotonen Salzlösung* ist *nur dann* zu vertreten, wenn ein offensichtliches *Volumendefizit* vorliegt.

Eine erhöhte Osmolarität kann eine Reihe von Ursachen haben, darunter Nierenversagen, Diabetes mellitus, Wassermangel oder Salzüberschuß. Die Therapie richtet sich nach der jeweiligen Diagnose.

Ein Osmometer gehört m. E. in jedes moderne klinische Laboratorium, wo es vielseitige Verwendung finden kann. Es liefert z. B. bei der Bestimmung der Harnkonzentration weit zuverlässigere Resultate als die Bestimmung des spezifischen Gewichtes. (WARHOL, R. M., A. EICHENHOLZ, and R. O. MULHAUSEN: Osmolality. Arch. Int. Med. 116: 743–749, Nov. 1965).

„Blutersatz" mit Ringerlactat

Für den Ersatz von Blutverlusten mit Ringerlactat-Lösung sind verschiedene Formeln vorgeschlagen worden. In der praktischen Anwendung führen diese Formeln zu einer durchschnittlichen Zufuhr von 2,5 ml Ringerlactat-Lösung pro ml Blutverlust [37, 38]. Sie bewähren sich aber nicht in jeder Situation. Einmal kann der Blutverlust bei einem dehydrierten Patienten mit großem Gewebstrauma, Schock und extracellulärer Sequestration auftreten, so daß die angegebenen Mengen unzureichend wären. Andererseits ist experimentell bewiesen worden, daß bei einem Verlust von 70 % des Blutvolumens in Abwesenheit von gleichzeitigem Gewebstrauma und unter sorgfältiger Vermeidung des hämorrhagischen Schocks diese Formeln zur Verabreichung letaler Überinfusionen führen können [120]. Obwohl diese Versuchsanordnung den klinischen Verhältnissen keineswegs entspricht, sollte man sich vor der kritiklosen Anwendung der obengenannten Formeln hüten. Sie besagen lediglich, daß das extracelluläre Volumen von der Gesamtmenge des schnell austauschbaren Natriums abhängig ist und das Plasmavolumen wiederum vom EZV, da es einen Teil der funktionellen Einheit des EZV darstellt. Damit ist also auch das Plasmavolumen direkt von der Gesamtmenge des schnell austauschbaren Natriums abhängig. Grundsätzlich dient die Ringerlactat-Lösung zum Ersatz des EZV- und Natrium-Defizits, und nicht primär zum Ersatz des Blutvolumens.

Das bedeutet nun keineswegs, daß diese kristalloide Infusion bei Blutverlust nicht indiziert sei, denn mit dem Ausgleich des EZV stabilisieren sich das Blutvolumen und der Kreislauf sozusagen automatisch. Da die extracelluläre Flüssigkeit das Volumen der verlorenen Blutmenge zusätzlich auffüllen muß, sollte die anfängliche Zufuhr der kristalloiden Lösung dem Verlustvolumen zumindest im einfachen Verhältnis entsprechen, bei gleichzeitigem Gewebstrauma oder extracellulärer Sequestration aus anderen Ursachen jedoch entsprechend mehr betragen. Es muß dann weiter infundiert werden bis der Kreislauf auch ohne weitere Infusion stabil bleibt. Der Faktor 2,5 ist dabei eine willkürliche Größe, die nur als grober Anhalt Gebrauch finden sollte. Das Defizit im EZV und im austauschbaren Natrium läßt sich mit diesem Faktor ebensowenig erfassen, wie mit anderen empirischen Formeln.

Dennoch ist der Ersatz dieses Defizits von hervorragender Bedeutung in der Behandlung des Patienten. Gerade in der Therapie des hämorrhagischen Schocks bringt erst die Berücksichtigung dieser Tatsache eine Verbesserung der Überlebensraten, während die alleinige Auffüllung des Blutvolumens zu enttäuschenden Ergebnissen führt [37, 38, 110, 132].

Einen Anhalt für die Größe der extracellulären Sequestration bei reinem Blutverlust finden wir bei SHIRES u. Mitarb.: Unter Anwendung der bereits erwähnten Triple-Isotopenmethode konnten diese Autoren nachweisen, daß beim akuten hämorrhagischen Schock *ohne Trauma* ein Verlust von funktionellem EZV auftritt [110]. Splenektomierten Hunden wurden 10 % des Blutvolumens entzogen und danach das Erythrocytenvolumen, Plasmavolumen und das extracelluläre Volumen gemessen. Dieser geringfügige Aderlaß würde etwa einer Blutspende entsprechen. Er führte nicht zu einem Blutdruckabfall oder anderen Zeichen des Schocks. Nach 2 Std entsprachen die Volumenmessungen der entfernten Erythrocyten- und Plasmamenge. Das Defizit des EZV zeigte lediglich den Plasmaverlust an. (Bei einem Blutverlust in der gleichen Größenordnung konnte auch MOORE [91] kein extracelluläres Defizit finden.)

Im Anschluß an diese Messungen wurde den Hunden mehr Blut entnommen bis zu einer Gesamtmenge von 25 % des Blutvolumens. Zwei Std später zeigten das Erythrocyten- und Plasmavolumen die zu erwartende Verminderung, jedoch fand sich bei der Messung des funktionellen extracellulären Volumens ein Defizit von 18–26%. Das entspricht einem Verlust von 15–21% im interstitiellen Raum.

Beim Menschen wurden ähnliche Werte gemessen. Die Volumenbestimmungen wurden bei 18 Patienten durchgeführt, die im akuten hämorrhagischen Schock zur Krankenhausaufnahme kamen. Erst nach der Messung wurde mit der Infusion bzw. Transfusion begonnen. Eine Woche später, als die Patienten sich in der Rekonvaleszenz befanden, wurden die Volumenbestimmungen wiederholt und diese zuletzt gefundenen Werte als wahrscheinliche Normalwerte mit den Schockvolumina verglichen. Es zeigte sich, daß Erythrocyten- und Plasmavolumen im Schock durchschnittlich um 363 ml bzw. 786 ml verringert waren, einem Blutverlust von 1149 ml entsprechend. Das EZV-Defizit jedoch betrug zur Zeit der Aufnahme im Durchschnitt 31%. Das bedeutet den funktionellen Verlust von 5,2 l extracellulärer Flüssigkeit, davon 4414 ml (26%) aus dem interstitiellen Raum.

Weitere Arbeiten von SHIRES u. Mitarb. zeigen, daß die Größe des EZV-Defizits von der Menge des Blutverlustes und von der Dauer des hämorrhagischen Schocks abhängig ist und daß auch nach der Retransfusion des entfernten Blutes ein EZV-Defizit bestehen bleibt [110].

Es ergibt sich nun die Frage, ob die Wiederauffüllung des extracellulären Defizits bei der Behandlung des hämorrhagischen Schocks eine zusätzliche Belastung für den Organismus darstellt, wie verschiedentlich angenommen wird [45; 70, S. 38] und ob daher alle kristalloiden Infusionen in dieser Situation ängstlich vermieden werden sollten, oder ob die Wiederauffüllung des EZV-Defizits für das Überleben wesentlich ist und daher im Mittelpunkt der Therapie jedes hypovolämischen Schocks stehen sollte.

Die Antwort auf diese Frage liegt in den Ergebnissen von vergleichenden Untersuchungen am modifizierten hämorrhagischen Schockmodell nach WIGGERS. SHIRES u. Mitarb. verglichen die Resultate von zwei Behandlungsmethoden eines solchen „irreversiblen" Schockmodells mit einer Standardmortalität von 80%. Eine Gruppe von Hunden erhielt eine Retransfusion der gesamten entfernten Blutmenge, die andere Gruppe erhielt Ringerlactat-Lösung in einer Menge, die 5% des Körpergewichtes entspricht, *neben* der Retransfusion der gesamten entfernten Blutmenge. In der ersten Gruppe starben 80% der Tiere, in der zweiten Gruppe 30% [84].

Der Organismus heißt die „zusätzliche Belastung" durch die kristalloide Lösung offenbar herzlich willkommen! Ähnliche Ergebnisse wurden von WOLFMAN u. Mitarb. [132] sowie MOYER u. Mitarb. berichtet [37, 38]. Die letztere Gruppe berichtet, daß die Volumenersatztherapie mit Ringerlactat-Lösung mit einem pH von 8,5 in Kombination mit Blut jeder anderen Form von Flüssigkeitstherapie im hämorrhagischen Schock überlegen ist.

Es kann heute kein Zweifel daran bestehen, daß bei der effektiven Behandlung des hämorrhagischen Schocks die Wiederauffüllung des extracellulären Raumes von hervorragender Bedeutung ist.

Obwohl die Ringerlactat-Infusion zum Ersatz des EZV- und Natrium
defizits und nicht primär zum Ersatz des Blutvolumens dient, ergibt es sich
in der Praxis, daß bei ausreichender Zufuhr dieser Infusion die Notwendigkeit der Bluttransfusion eingeschränkt wird [122, 130]. Blutverluste bis zu
15–20 % des (normalen) Ausgangsvolumens werden bei adäquatem EZF-
Ersatz auch ohne Transfusion gut vertragen. Die maximale Sauerstofftransportrate ist bei einem Hämatokrit von 30 gegenüber derjenigen bei einem
Hämatokrit von 40 nicht wesentlich vermindert. Die besseren Fließeigenschaften des weniger viscösen Blutes sind hier von Vorteil. Umgekehrt
vermindert sich die maximale Sauerstofftransportrate ebenfalls, wenn der
Hämatokrit über 40 ansteigt. Es zeigt sich, daß Hämatokritwerte von 50
und 30 sowie Hämatokritwerte von 60 und 20 jeweils zu der gleichen maxi-
malen Sauerstofftransportrate führen [55, S. 580]. Bei ausgeglichenen
Gesamtvolumina, intravasal wie auch extravasal, toleriert der Organismus
auch ein Defizit im Erythrocytenvolumen von 24–30 % ohne Gefahr. Bei
einem Hämatokrit von über 35 erscheint eine Bluttransfusion sogar relativ
kontraindiziert, da die möglichen Komplikationen der Bluttransfusion in
keinem Verhältnis stehen zu dem erhofften Gewinn, nämlich dem verbesser-
ten Sauerstofftransport. Dieser Gewinn bleibt dann infolge verschlechterter
Fließeigenschaften des Blutes aus und es ergibt sich daraus ein weiterer Nachteil in einer erhöhten Thrombosegefahr und Herzbelastung durch erhöhte
Viscosität des Blutes.

„Congestive Atelectasis"

In Anlehnung an die Hypothese STARLINGS aus dem Jahre 1896 [117]
wird vielfach angenommen, daß das Plasmavolumen in *erster Linie* durch
seine Konzentration an Eiweißkörpern und dem von diesen ausgeübten
kolloid-osmotischen oder onkotischen Druck bestimmt wird [103]. Die
kritiklose Anwendung dieser nur bedingt richtigen Auffassung hat zu der
weitverbreiteten Ansicht geführt, daß die Auffüllung des Plasmavolumens
nur mit einer kolloidalen Lösung möglich, wirksam und gefahrlos sei
[2, 70]. Im akuten Volumenmangel werden kolloidale Lösungen, Eiweiß-
konzentrate, Plasma und Blut verwendet, um zunächst (und oft ausschließlich) das Blutvolumen zu korrigieren. Die damit heraufbeschworenen Gefahren werden durch gleichzeitige Verabreichung von osmotischen Diuretika noch erhöht. Auch werden häufig Kolloide mit osmotisch-diuretischen
Eigenschaften verwendet.

In den meisten Fällen führt diese Therapie zu einer vorübergehenden
Verbesserung des Kreislaufes und der Nierenfunktion, die darüber hinweg-
täuscht, daß man sich am Rande eines Abgrundes entlang bewegt.

Zuweilen tritt schon nach Zufuhr einer einzigen Blutkonserve oder ihres

onkotisch wirksamen Äquivalents das Scheinbild des gefürchteten Lungenödems auf, ohne daß das Blutvolumen auch nur normalisiert, geschweige
denn überfüllt worden wäre. Es handelt sich dabei um ein Syndrom, das im
amerikanischen Schrifttum als „congestive atelectasis" beschrieben worden
ist [17, 66]. Es besteht aus einer akuten respiratorischen Insuffizienz, charak-
terisiert durch eine starke Dyspnoe mit verlängerter Ausatmungsphase,
Cyanose, Tachypnoe, Tachycardie und zunehmender Hypotension. Die
Ursache ist ein diffuser, nicht obstruktiver Kollaps der Lungenalveolen
mit starker Stauung der interstitiellen Lungenkapillaren. Diese Komplikation ist therapeutisch schwer zu beeinflussen. Wird die kolloidale Infusion
oder Bluttransfusion wegen zunehmender Hypotension fortgesetzt, so
verringern sich die Überlebenschancen des Patienten progressiv, während
der Blutdruck unbeeinflußt bleibt oder weiter absinkt [17].

Bei der Autopsie findet sich eine Lunge, die makroskopisch der Leber
ähnlich sieht und die mikroskopisch das Bild einer soliden, pseudo-angio-
matösen Stauung bietet, leicht zu unterscheiden vom üblichen transsudati-
ven Lungenödem mit seinen erweiterten, flüssigkeitsgefüllten Alveolär-
räumen. Der Mechanismus, der diesem Geschehen zugrunde liegt, wird
damit erklärt, daß *gleichzeitiges Auftreten von einem extracellulären Flüssigkeitsdefizit und Zunahme intravasaler Kolloide* einen erheblichen Einfluß auf die
Strömungseigenschaften des Blutes in kleinen Gefäßen haben. MOYER u.
NISSAN werden wie folgt zitiert [66]: „Der Gebrauch kolloidhaltiger
Lösungen für die Behandlung gewisser oligämischer Zustände könnte ein
zweischneidiges Schwert darstellen: zu einer Stunde hilfreich unter besonderen Umständen und tödlich zu einer anderen Stunde unter nur leicht ver-
änderten Hydrationsumständen."

In einigen Fällen, in denen die „congestive atelectasis" rechtzeitig erkannt worden ist, haben sich die Beatmung mit intermittierendem positivem
Druck und die Einstellung weiterer Infusionen bzw. Transfusionen als
lebensrettend erwiesen. Ein Versuch mit vegetativen Blockern wäre ebenfalls zu erwägen. Besser jedoch ist es, das Auftreten dieses iatrogenen Syn-
droms zu verhindern, indem man *niemals* kolloidale Lösungen oder Vollblut verabreicht *ohne vorher* eine isotone kristalloide Lösung zu infundieren.
Bei einem extracellulären Volumendefizit von größeren Ausmaßen (häm-
orrhagischer Schock, Peritonitis, Verbrennungen, Ileus, schweres Trauma,
Coma diabeticum) sollten beim Erwachsenen grundsätzlich zunächst 1–2 l
der natriumhaltigen Elektrolytlösung verabreicht werden, *ehe* mit der Gabe
von kolloidalen Lösungen, Plasma oder Blut begonnen wird.

Ein Beispiel für die ungünstige Beeinflussung mikrozirkulatorischer
Störungen durch die Infusion kolloidaler Lösungen mit sehr hohem Molekulargewicht findet sich beim Kaninchen, das die bei hoher Blutviscosität
auftretenden Zellaggregate sämtlich in der Lunge ausfiltriert und daran
zugrunde geht [50].

Zwischen der akuten „congestive atelectasis" und mehr oder weniger chronisch verlaufenden letalen Komplikationen ähnlicher Art bestehen fließende Übergänge.

Moore findet als häufigste Todesursache nach schwerem Trauma oder ausgedehnter Chirurgie eine „obliterative pneumonitis", die nach multiplen Transfusionen im Gefolge von verlängertem Bestehen einer verringerten Durchblutung („low blood flow") auftritt. Die Patienten zeigen eine früh auftretende Anoxie, später auch eine Hypercarbie und Lactazidämie. Ein Herzstillstand tritt vor dem Versagen anderer Funktionen auf [90].

Regele [99] beschreibt anhand von 30 Obduktionen nach Intensivtherapie und zweitägiger bis $2^1/_2$ monatiger Dauerbeatmung massive progressive Veränderungen der Lunge, die makroskopisch zunächst den Eindruck eines ungewöhnlich schweren Lungenödems machen. Die Lungen wiegen bis 6000 g (Normalgewicht etwa 800 g), sind konsistenzerhöht, sehr blutreich und feucht, doch fließt überraschend wenig Flüssigkeit ab, die nicht schaumig, sondern trüb und schmutzigrot ist. Die Schnittfläche erinnert an eine interstitielle Pneumonie.

Mikroskopisch zeigt sich ein in allen Stadien sehr dichtes, eiweißreiches Ödem. Die im Frühstadium gesehene Desquamation von Alveolarepithelien wird in späteren Stadien durch hyaline Membranbildung ersetzt. Neben einem hochgradigen interstitiellen Ödem findet sich von Anfang an eine mächtige Ausweitung aller Lymphgefäße, die später mit schlierigen Eiweiß- oder fädigen Fibrinmassen ausgegossen sind. Schließlich kommt es zu Proliferations- und Organisationsvorgängen im Interstitium, ja sogar zur Ausbildung einer ausgeprägten interstitiellen Lungenfibrose.

Der Autor vermutet, daß die Dauerbeatmung mit erhöhter Sauerstoffkonzentration anfänglich zu einer Kapillarschädigung und damit zum eiweißreichen Ödem führt und gleichzeitig durch Aufhebung des negativen intrathorakalen Druckes den Abtransport des Eiweiß über die Lymphbahnen erschwert. Er spricht daher von einer „Beatmungslunge".

Da die Anfangsstadien dieses Geschehens auch ohne Beatmung gefunden werden, ist es jedoch wahrscheinlicher, daß die Beatmung mit höherer Sauerstoffkonzentration ein Überleben und damit die Ausbildung der späteren Stadien überhaupt erst ermöglicht hat. Der Lymphabfluß und damit der Abtransport von Eiweiß aus der Lunge wird anfangs dadurch behindert, daß ein extracelluläres Flüssigkeitsdefizit besteht. Dieses bleibt bestehen, solange *zur Aufrechterhaltung des intravasalen Volumens* zunächst nur kolloid- oder eiweißhaltige Flüssigkeiten verabreicht werden. Da die Capillaren der Lunge für Eiweiß permeabel sind [91] kommt es zu einer Ansammlung von eiweißreicher Flüssigkeit im Interstitium und zu einem kontinuierlichen Absinken des Serum-Eiweißspiegels. Dies ist häufig der Anlaß zur weiteren Verabreichung von Plasmaprotein. Bei einem fortbestehenden extracellulären Defizit bleibt der Lymphrückstrom behindert, es kommt zu einer

Stase und womöglich zum Gelieren der Eiweißlösungen, so daß später
auch bei erhöhtem Flüssigkeitsdruck keine Strömung mehr in Gang
kommt.

Die Compliance der Lunge verringert sich, die Beatmungsdrucke (und
die Sauerstoffkonzentration) müssen zunehmend erhöht werden. Dies
führt zu einer vermehrten Antidiurese [20, S. 71]. Jeder Flüssigkeitsüber-
schuß, ob elektrolythaltig oder nicht, wird retiniert und führt zur Ödembildung. Das Wasserbindungsvermögen der in der Lunge und Leber ein-
gelagerten Plasma-Eiweißkörper führt dazu, daß diese Organe von dem
Ödem vornehmlich betroffen werden, während das intravasale und das
restliche extracelluläre Volumen immer noch ein Defizit aufweisen können.
Für eine Auffüllung des extracellulären Volumens ist es nunmehr zu spät,
sie hätte gleich am Anfang der Behandlung, noch vor der Verabreichung
onkotisch wirksamer Substanzen, stattfinden müssen.

Wenn nach einer Dauerbeatmung von 2 Tagen eine 6000 gm schwere
Lunge mit einem eiweißreichen Ödem gefunden wird, so läßt das auf
massive Plasmaprotein- oder Kolloid-haltige Infusionen bei einem gleichzeitig bestehenden extracellulären Defizit schließen und nicht auf eine
„Beatmungslunge". Die späteren Stadien lassen vermuten, daß dieses Defizit über längere Zeit bestehen blieb und daß ein logischerweise zu er-
wartendes kontinuierliches Abfallen des Serum-Eiweißspiegels mit der
weniger logischen fortgesetzten Zufuhr von Plasma oder Human-Albumin
behandelt wurde.

Um die hier beschriebenen Komplikationen der Volumensubstitutions-
Therapie zu verhindern wird gefordert, daß der Zufuhr von Blut, Plasma,
kolloidalen und hyperosmolaren Lösungen die Auffüllung eines evtl. bestehenden extracellulären Volumendefizits mit einer kristalloiden isotonen
Lösung in jedem Falle vorauszugehen hat (es sei denn, daß ein ebenfalls
stark reduziertes Erythrocytenvolumen zur gleichzeitigen Verabreichung
von Erythrocyten zwingt). Dies gilt sowohl für akute als auch für chronische
Volumenmangel-Zustände. Die Nichtbeachtung dieser Vorsichtsmaßregel
kann zu schwersten akuten Komplikationen, aber auch zu letalen Spät-
folgen führen. Besonders eindringlich gewarnt wird vor der mancherorts
noch empfohlenen Übertransfusion von Vollblut, die das Normalvolumen
absichtlich überschreitet, um ein „Bedarfsvolumen" zu decken [133]. Es
ist sinnlos und gefährlich, ein Volumendefizit, das hauptsächlich ein
Salzwasserdefizit ist, mit Erythrocyten, Proteinen und Kolloiden aufzufüllen.

Auf den Ersatz kolloid-osmotisch wirksamer Substanzen kann bei der
akuten Behandlung der Hypovolämie meist verzichtet werden, denn
„klinische Erfahrung lehrt, daß es in der Chirurgie zum Kreislaufkollaps
kommt, lange ehe der kolloid-osmotische Druck kritische Werte erreicht"
[95].

Kolloid-osmotischer Druck, Filtration, Rückresorption und Lymphzirkulation

Die klassische Hypothese von STARLING [117] ist ein geniales Konzept, das auch heute noch in seinen Grundzügen Gültigkeit hat. Er erklärte das Gleichgewicht des transcapillären Flüssigkeitsaustausches damit, daß der capilläre Blutdruck Flüssigkeit aus dem Intravasalraum hinauspreßt, während der kolloid-osmotische Druck der Plasmaproteine die Flüssigkeit in den intravasalen Raum hineinzieht, unterstützt von dem von außen einwirkenden positiven Gewebsdruck. Im arteriellen Schenkel überwiegt der Blutdruck und es kommt zur Filtration. Am venösen Schenkel dagegen überwiegt der kolloid-osmotische Druck und eine dem Filtrat volumengleiche Flüssigkeitsmenge wird rückresorbiert. Das Gleichgewicht zwischen Plasmavolumen und interstitiellem Volumen wird somit erhalten. Dieser Vorgang dient dem Transport von Nährstoffen und Schlacken. Die Capillarmembran sei für größere Moleküle praktisch impermeabel, so daß aus der Gefäßbahn etwa austretende geringe Mengen von Plasma-Eiweißkörpern vernachlässigt werden könnten.

Diese Vorstellung bildet auch heute noch die Grundlage gewisser therapeutischer Konsequenzen beim Ersatz des Blutvolumen, wie aus den Beispielen des vorhergehenden Kapitels ersichtlich ist.

Die STARLING-Hypothese hat in neuerer Zeit einige Ergänzungen und Berichtigungen erfahren, die für die Klinik von großem Interesse sind. GUYTON [55] hat festgestellt, daß der interstitielle Flüssigkeitsdruck nicht positiv ist, sondern etwa — 7 mmHg beträgt.

Man stellt sich den interstitiellen Raum wie ein System von feinen Capillar-spalten vor, deren enorm große Oberfläche mit einer Grundsubstanz ausgekleidet ist, der wiederum die interstitielle Flüssigkeit wie ein dünner Film anhaftet. An der Trennfläche zwischen der flüssigen und der festen Phase des Interstitiums treten Oberflächenphänomene auf, die wahrscheinlich zur Erzeugung des negativen Druckes beitragen.

Außerdem zeigen die verschiedenen Strukturen und Substanzen des Interstitiums, wie die kollagenen Fibrillen, ein z. T. veränderliches Wasserbindungsvermögen [24].

Werden dem Interstitium etwa 3 l Flüssigkeit entzogen (z. B. durch Einwirkung einer hyperkolloid-osmotischen Lösung), so erreicht der Druck Werte bis — 15 mmHg. Beim Auffüllen des normalen interstitiellen Raumes eines Erwachsenen mit etwa 3 l isotoner kristalloider Lösung steigt der Druck von — 7 mmHg auf Null (1 mmHg Druckzunahme pro 400 ml Volumenzunahme). Bei weiterer Auffüllung wird der Druck positiv und es kommt zur Ödembildung. Danach steigt der Druck erst bei 10 000 ml Volumenzunahme um je 1 mmHg.

Da es erst bei einem positiven interstitiellen Flüssigkeitsdruck zur Ausbildung von Ödemen kommt, bedeutet ein normaler negativer Druck einen Sicherheitsfaktor gegen das Ödem. Weitere Sicherheitsfaktoren liegen im Abtransport des überflüssigen *Volumens* über einen vermehrten Lymphstrom, der gleichzeitig auch die im Interstitium liegenden *Plasmaproteine* hinausschwemmt, und dadurch den *kolloid-osmotischen Druck* der *interstitiellen Flüssigkeit vermindert*, während er den des *Plasmas* mit dem Einschwemmen dieser Eiweißkörper *erhöht*. Eine dem Füllungszustand angepaßte Weitstellung der Gefäße trägt zur Verhinderung des Ödems bei, da dadurch ein niedriger mittlerer Capillardruck erzeugt wird.

Die Lunge ist gegen ein Ödem besonders gut geschützt, denn hier beträgt der normale interstitielle Flüssigkeitsdruck — 17 mmHg, während gleichzeitig der mittlere Capillardruck (7 mmHg) wesentlich niedriger liegt als im großen Kreislauf [55].

Weiterhin wird der so wichtige Lymphstrom durch die dauernde Bewegung dieses Organes (auch beim ruhenden Patienten) und durch den negativen intrathorakalen Druck gefördert, sowie durch einen kurzen Weg begünstigt.

Eine weitere Revision der klassischen Auffassung von STARLING betrifft das Verhalten der Plasma-Eiweißkörper. Die Idee, daß die Capillarmembran gegenüber Proteinen und anderen Makromolekülen, wie den Kolloiden, impermeabel sei, hat sich als unhaltbar erwiesen [20, S. 399]. Gewisse Capillargebiete sind für Kolloide kaum durchlässig (z. B. im peripheren subkutanen Gewebe), andere dagegen zeigen eine hochgradige Permeabilität für Kolloidmoleküle bis zur Größe und Konfiguration des Plasma-Albumins. Diese leicht permeablen Capillaren finden sich im Darm, in der *Leber*, in der *Lunge* und möglicherweise auch im Herzen [91]. Für die größeren Globulinmoleküle sind diese Membranen weniger durchgängig. Daraus erklärt sich, daß Globuline im Gegensatz zu Albuminen im Plasma verweilen und dort in höherer Konzentration auftreten, als in der interstitiellen Flüssigkeit und in der Lymphe. Körperfremde Kolloide verhalten sich, ihrem mittleren Molekulargewicht entsprechend, ähnlich wie die Plasmaproteine.

Die aus der Gefäßbahn in das Interstitium übergetretenen Eiweißkörper werden normalerweise über die Lymphgefäße wieder in die Blutbahn zurückgeführt. Aus der durchschnittlichen Lymphmenge und aus deren Eiweißkonzentration kann man auf die Eiweißmengen schließen, die stündlich und täglich umgelagert werden.

Der ductus thoracicus allein befördert beim ruhenden Erwachsenen pro Stunde 100 ml Flüssigkeit, die 3–4 gm Protein enthält. Daraus ergibt sich, daß der Gesamtorganismus im Ruhezustand pro Stunde mindestens etwa 3–4 gm (pro Tag also 75–100 gm) Eiweiß, hauptsächlich Albumin, durch die Capillarmembranen in das Insterstitium der obengenannten Organe abgibt.

Normalerweise befinden sich etwa nur 50 % des Gesamtbestandes an Plasmaproteinen jeweils tatsächlich im Plasma des Blutes (etwa 200 gm), der Rest (ebenfalls etwa 200 gm) in der extravasalen extracellulären Flüssigkeit. Die Konzentration der Eiweißkörper ist den Volumina ihrer beiden Verteilungsräume umgekehrt proportional, d. h. der Plasma-Eiweißspiegel beträgt das Vierfache der durchschnittlichen Eiweißkonzentration im interstitiellen Raum. Der kolloid-osmotische Druck im Plasma (28 mmHg) beträgt jedoch das Sechsfache des kolloid-osmotischen Druckes in der interstitiellen Flüssigkeit (4,5 mmHg), da infolge des DONNAN-Gleichgewichts die Kationenkonzentration (hauptsächlich Na$^+$) und damit die Osmolarität in dem proteinreicheren Raum unverhältnismäßig hoch liegt [20, 55, 89].

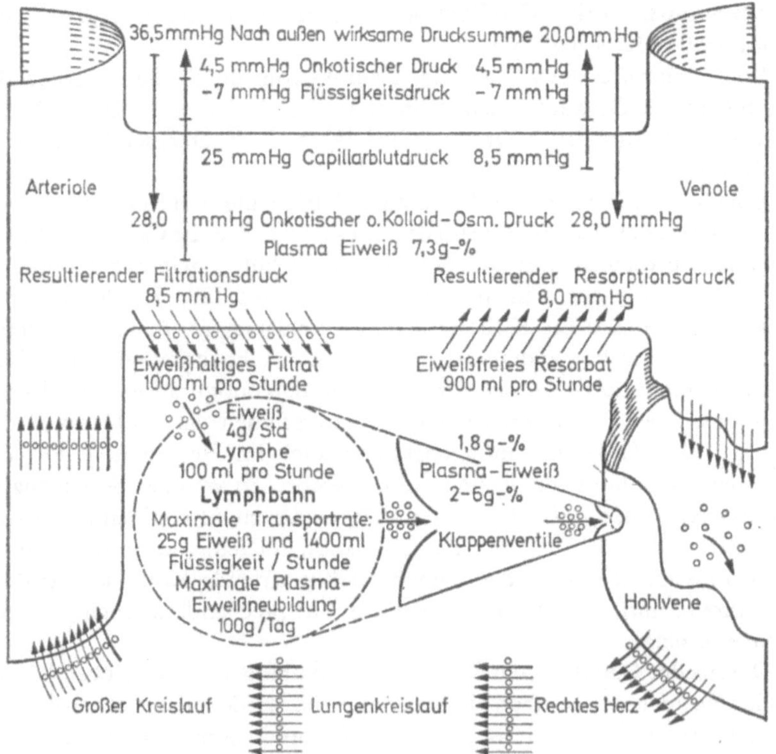

Abb. 4. Filtration, Rückresorption und Lymphzirkulation, leicht modifiziert nach Angaben von GUYTON [55]

Der lebenswichtige Mechanismus liegt in dem Abtransport von Eiweiß aus dem Interstitium, also in der Lymphzirkulation und nicht, wie häufig angenommen wird, in der Rückresorption. – Der „funktionelle" mittlere Capillarblutdruck für den gesamten großen Kreislauf liegt zwischen dem mittleren Druck in den offenen Capillaren (25 mmHg) und dem mittleren Druck in den zahlreichen geschlossenen Capillaren (8–10 mmHg) und beträgt damit etwa 17 mmHg. Aus diesem Wert, dem interstitiellen Flüssigkeitsdruck (–7 mmHg) und dem interstitiellen onkotischen Druck (4,5 mm Hg) ergibt sich die Summe von 28,5 mmHg für die nach außen wirkenden Kräfte, denen der onkotische Druck des Plasma (28,0 mmHg) gegenübersteht. Das Überwiegen der Filtrationskräfte um 0,5 mmHg führt zu einem Lymphstrom von 100 ml/Std. Mit einem Überwiegen der Filtrationskräfte um 7,0 mmHg ist das maximale Transportvermögen des Lymphstroms, 1400 ml/Std, erreicht.

Eine Verschiebung des hier beschriebenen dynamischen Gleichgewichts tritt ein, wenn z. B. ein Blutverlust von 1000 ml bei einem Ausgangsvolumen von 5000 ml, Hämatokrit 40, Plasma-Eiweißkonzentration 7,3 g% mit einer kristalloiden Infusion von 4000 ml behandelt wird. Der Verlust beträgt 400 ml Erythrocyten und 600 ml Plasma mit 44 g Eiweiß. Die verbleibenden 175 g Eiweiß werden durch den intravasal verweilenden Anteil der Infusion (1000 ml) in einem Plasmavolumen von 3400 ml auf eine Konzentration von etwa 5,1 g% verdünnt. Damit wird der onkotische Druck des Plasma erheblich reduziert, er beträgt nunmehr 15 mmHg. Der Rest der Infusion (3000 ml) wandert schnell ab und vergrößert den interstitiellen Verteilungsraum des Plasma-Eiweißes von 12 auf 15 l. Dadurch werden dort die Eiweißkonzentration von 1,8 g% auf 1,5 g% und der onkotische Druck von 4,5 mmHg auf 3,0 mmHg herabgesetzt. Gleichzeitig wird durch die Auffüllung des Interstitiums der negative Flüssigkeitsdruck aufgehoben.

Bei einem gleichbleibenden funktionellen mittleren Capillarblutdruck von 17 mmHg betragen nunmehr die nach außen wirkenden Kräfte 17 + 3 = 20 mmHg und überwiegen damit den onkotischen Druck des Plasma (15 mmHg) um 5 mmHg. Damit wird der Lymphstrom verzehnfacht. Das neue Gleichgewicht liegt im Rahmen der physiologischen Anpassungsfähigkeit des Organismus, ohne daß auch nur von einer weiteren Möglichkeit Gebrauch gemacht wird, nämlich der Herabsetzung des mittleren Capillardrucks durch eine Weitstellung der Gefäße.

Schon während der Infusion wird durch den vermehrten Lymphstrom eine erhebliche Menge von Plasma-Eiweiß aus dem Interstitium in die Blutbahn eingeschwemmt, anfangs bis zu 25 g/Std. Innerhalb von 2 Std wird damit der ursprüngliche Eiweißverlust aus dem Plasmaraum im *Überschuß* ausgeglichen. Die Eiweißkonzentration im Plasma stellt sich auf 6,25 g% ein, einem onkotischen Druck von 20 mmHg entsprechend. Ein um 1200 ml vergrößerter eiweißarmer Interstitialraum würde eine Eiweißkonzentration von 1,3 g% und einen onkotischen Druck von 2 mmHg aufweisen, bei einem (negativen) Flüssigkeitsdruck von –4 mmHg. Theoretisch würde also eine Infusion von nur 2200 ml genügen, um das Blutvolumen auszugleichen und folgendes Gleichgewicht an der Capillarmembran herzustellen: 17 + 2 + 4 – 20 = 3 mmHg, d. h. ein Überwiegen der nach außen wirkenden Kräfte um 3 mmHg mit einer Erhöhung des Lymphstroms auf das Sechsfache seines Normalwertes. (Diese Werte sowie der zu erwartende Hämatokrit von 32 liegen innerhalb der klinischen Norm.)

In der Tat wird dieses Resultat mit der Infusion von 2500 ml praktisch erreicht, und die im Überschuß zugeführten 1500 ml werden sehr bald wieder ausgeschieden. – Der oberflächliche Beobachter stellt fest, daß die kristalloide Lösung für den Volumenersatz wertlos sei, „da sie ja doch zum großen Teil wieder ausgeschieden wird."

Bei einem „ausgewaschenen", d. h. praktisch eiweißfreien Interstitium (onkotischer Druck 0 mmHg), das bis zu einem Flüssigkeitsdruck von –1 mmHg aufgefüllt ist (2,4 1 EZF-Überschuß beim Erwachsenen) könnte ein ödemfreies Gleichgewicht schon mit einer Plasma-Eiweißkonzentration von 2,5 g % (onkotischer Druck 6 mmHg) aufrechterhalten werden, vorausgesetzt jedoch, daß der funktionelle mittlere Capillardruck auf 12 mmHg herabgesetzt ist.

An der Capillarmembran kommt es zu einem Kräftespiel zwischen mehreren Variablen (s. Abb. 4 u. Text). Auf beiden Seiten der Membran wirken der kolloid-osmotische und der negative hydrostatische Druck der interstitiellen Flüssigkeit sowie der Capillarblutdruck gleichsinnig als Kräfte der Filtration. Auf der intravasalen Seite vertritt der kolloid-osmotische Druck des Plasmas die Kräfte der Rückresorption. Ein „Gleichgewicht" dieser Kräfte besteht normalerweise nicht, denn die Filtrationskräfte überwiegen. Im Capillargebiet des Gesamtorganismus werden daher im Ruhezustand pro Minute etwa 16 ml einer isotonen, mehr oder weniger eiweißhaltigen Flüssigkeit filtriert und 14,4 ml unter Zurücklassung der Eiweißkörper rückresorbiert. Für den raschen Abtransport der „filtrierten" Proteinmoleküle durch den Lymphstrom stehen die restlichen 1,6 ml des Filtrates zur Verfügung (pro Tag etwa 2,5 l) [55].

Es ist daher sehr wichtig, daß die filtrierte Menge größer ist als das rückresorbierte Volumen, denn es gibt keine andere Möglichkeit des Abtransportes der Plasmaeiweiße und ihrer Rückkehr in die Blutbahn [32]. Ohne diesen Mechanismus würde der Organismus nicht einen Tag überleben, denn die Eiweißkonzentrationen im Plasma und in der interstitiellen Flüssigkeit würden einem Ausgleich zustreben.

Eine Verminderung dieses Lymphstromes infolge einer *Umkehr* der *Filtrations-* und *Resorptions*größen z. B. nach Blutverlust ist relativ unbedenklich, solange dabei der *Filtrationsdruck vermindert* ist und wenig oder kein Eiweiß aus den Capillaren austritt.

Folgende physiologische Faktoren setzen den Filtrationsdruck herab:
1. Niedriger arterieller Druck,
2. niedriger venöser Druck, d. h. niedriger mittlerer Capillardruck (niedrige Viscosität des Plasma),
3. niedriger kolloid-osmotischer Druck des Interstitiums und
4. ein nur geringfügig negativer (oder ein positiver) interstitieller Flüssigkeitsdruck (erhöhtes EZV durch verminderte Harnausscheidung) bei
5. einem *normalen* kolloid-osmotischen Druck des Plasma.

Ein Überwiegen der Rückresorption wird jedoch zu einer Gefahr, wenn gleichzeitig ein hoher Filtrationsdruck herrscht und viel Eiweiß oder Kolloid aus den Capillaren austritt, das wegen der fehlenden „Trägerlösung" nicht abtransportiert werden kann. Ein erhöhter Filtrationsdruck, dem ein Rückresorptionsdruck auch nur die Waage hält, ist daher als pathologisch zu betrachten. Diese Situation wird durch folgende Faktoren herbeigeführt oder begünstigt:

1. Hoher arterieller Druck (Vasopressoren, Auffüllung der Blutbahn),
2. hoher venöser Druck und damit hoher mittlerer Capillardruck (hohe Viscosität des Plasma, Übertransfusion, Herzinsuffizienz),
3. stark negativer interstitieller Flüssigkeitsdruck (interstitielles Defizit),
4. erhöhter kolloid-osmotischer Druck der interstitiellen Flüssigkeit (erhöhte Eiweißkonzentration durch Flüssigkeitsverlust oder osmotische Diurese) und
5. enorm überwiegender kolloid-osmotischer Druck im Plasma (hyperonkotische Lösungen, osmotische Diuretika).

Es hängt von vielen Variablen ab, ob in dieser Situation der Lymphstrom wieder voll einsetzt und überschüssiges Eiweiß aus dem Interstitium (der Lunge und Leber) abtransportiert oder ob mehr Eiweiß eingelagert wird. Gelegentlich könnte eine hohe Proteinkonzentration im Interstitium zu einem Ausgleich des intra- und extravasalen kolloid-osmotischen Druckes und zur massiven Flüssigkeitseinlagerung im betroffenen Organ führen. *Klinisch wäre diese Situation von einer erhöhten Capillarpermeabilität nicht zu unterscheiden.* Auch bei nunmehr erhöhtem extracellulärem Volumen könnten die Lymphbahnen das Eiweiß oder Kolloid nicht schnell genug abtransportieren und es käme zu einer Katastrophe. Ähnliche Vorgänge können sich über mehrere Tage oder auch akut abspielen, besonders wenn niedermolekulare Kolloide oder gewisse Plasmaproteine die Gefäßbahn sehr schnell verlassen wie z. B. beim homologen Blutsyndrom.

Auch nach jeder Übertransfusion kommt es zu einer vermehrten Filtration von Eiweißen, da der Körper sein Plasmavolumen verringert, um sein Blutvolumen im Bereich der Norm zu halten. Ausschlaggebend ist auch hier die Abhängigkeit der Lymphzirkulation vom Füllungszustand des Interstitiums. Die Vermeidung eines interstitiellen Defizits ist zu jeder Zeit die beste Prophylaxe gegen eine solche Entgleisung. Sie ist einfacher als jede Therapie.

Vor dem Versuch, ein interstitielles Volumendefizit *im Anschluß* an die Infusion kolloid-osmotisch wirksamer Substanzen mit einer kristalloiden Lösung aufzufüllen, wird jedoch eindringlich gewarnt [41]. Die Gefahr des Lungenödems wird durch *diese Reihenfolge* der Infusionstherapie erhöht, durch die *umgekehrte* Reihenfolge erheblich vermindert.

Die Gefahr einer „Verdünnung" der Plasmaproteine durch kristalloide Infusionen und der Ausbildung peripherer Ödeme aufgrund dieser Hypoproteinämie wird vielfach überschätzt. Solange der Lymphstrom durch die Infusion angeregt wird, kommt es zum Einströmen von Eiweiß aus dem Interstitium. Bei einem eiweißarmen Interstitium mit leicht vergrößertem Volumen (kein Ödem) genügt eine Plasma-Eiweißkonzentration von 4,5 g % vollauf, um das Plasmavolumen zu behaupten. Und sollten einmal eiweißarme oder kolloidfreie periphere Ödeme auftreten, so ist die Prognose des

Patienten damit wesentlich besser, als mit einem eiweißreichen oder kolloid-
haltigen Lungenödem.

Es sind Fälle von totaler Analbuminämie beschrieben worden, die nur
geringgradige oder gar keine Ödeme zeigen [104]. Durch eine Vermehrung
der Plasmaglobuline, einen erniedrigten Blutdruck (und damit Filtrationsdruck), verminderte Rückresorption des Na^+ durch die Niere und Albumin-
freiheit des Interstitiums behauptet der Organismus in diesen Fällen seine
Flüssigkeitshomöostase.

Die große Anpassungsfähigkeit der Lymphzirkulation geht daraus hervor, daß bei starker körperlicher Bewegung, aber auch bei positivem interstitiellem Flüssigkeitsdruck der Lymphstrom maximal das 14fache des
Normalwertes betragen kann [55]. Theoretisch könnten von diesem Lymphstrom zusätzlich zu dem „filtrierten" Eiweiß bei einer durchschnittlichen
interstitiellen Albuminkonzentration von 1,5 % in 1 Std mindestens 21 gm
Albumin in die Blutbahn gewaschen werden, das sind etwa 10 % des interstitiellen Plasma-Proteinbestandes. Die tägliche Synthese von Albumin
durch die Leber beträgt normalerweise etwa 17 gm [98][2]. Es wäre denkbar,
daß diese Synthese durch einen Eiweiß*mangel* im Interstitium der Leber
eher angeregt wird als durch einen *Überschuß*.

Untersuchungen über die Eiweißumlagerung aus dem Interstitium
sind von Moore u. Mitarb. gemacht worden [91]. Bei gesunden männ-
lichen Versuchspersonen wurden 11–12,3 % des Blutvolumens in etwa
20 min entfernt. Nach einer Wartezeit von 4 Std, in der keine Kreislaufstörungen auftraten, wurden 2000 ml Ringerlactat-Lösung in einem Zeitraum von weiteren 4 Std infundiert.

Während dieser kristalloiden Infusion kam es zu einem Einströmen von
durchschnittlich 17,2 gm Albumin aus dem Interstitium in den intravasalen
Raum, während *gleichzeitig* 1200–1500 ml der infundierten Lösung in den
interstitiellen Raum hinausdiffundierten. Nicht nur wurde eine gleichzeitige
und gegensinnige Bewegung von Albumin und Salzlösung beobachtet,
sondern es stellte sich auch heraus, daß die Auffüllung des interstitiellen
Volumens das Einströmen des Proteins in die Blutbahn begünstigte und
sogar angesichts der kristalloiden Infusion zu höheren Plasma-Eiweißkonzentrationen führte als bei Versuchspersonen, die keine Infusion erhielten[3].

Von einem „Auswaschen" der Plasmaproteine kann also keine Rede
sein, obwohl größere, mit schnellerer Rate gegebene Infusionen durch
vorübergehende Proteinverdünnung diesen Eindruck erwecken könnten.

---

[2] Die Plasmaprotein-Synthese der Leber kann maximal auf 4 g pro Stunde,
d. h. 100 g pro Tag ansteigen [55, S. 967].

[3] Es wäre denkbar, daß die Umlagerung von ^{131}J-markiertem Human-Albumin
(RIHSA) unter diesen Umständen bei Wiederholungsmessungen des Plasmavolumens zu fehlerhaften Ergebnissen führt, wodurch die Volumenwirkung
kristalloider Infusionen unterschätzt wird.

Die Albuminumlagerung vor, während und nach der Infusion führte dazu, daß nach 32 Std normale Plasma-Eiweißkonzentrationen festgestellt wurden. Bei einem im Vergleich zum Ausgangswert vergrößerten Plasmavolumen läßt dieser Wert darauf schließen, daß mehr Protein in den Kreislauf hineingelangte (26,5 gm), als ursprünglich verlorenging! Das Blutvolumen war noch nach 32 Std normal! Die gleichen Autoren rekalkulieren die Angaben aus einer früheren Untersuchung von EBERT u. Mitarb., in der größere Blutmengen in kürzerer Zeit entfernt wurden. Sie kommen zu dem Ergebnis, daß in diesen Fällen die Umlagerung von Albumin aus dem interstitiellen Raum in den Plasmaraum in den ersten 2 Std 47 gm betrug (durchschnittlich 23,5 gm pro Stunde in der akuten Phase) und in 24 Std den Gesamtwert von 91 gm erreichte.

Aus all dem darf man schließen, daß ein niedriger Plasma-Eiweißwert keine unbedingte Indikation zur Verabreichung von Plasma-Albumin darstellt und daß bei ausreichender Zufuhr einer *kristalloiden Lösung* ein Blutvolumenverlust *noch nach 32 Std* ausgeglichen ist. Das ist nicht verwunderlich, wenn man berücksichtigt, daß schon nach einem relativ geringfügigen Blutverlust innerhalb von 2 Std 750 ml und innerhalb von 24 Std 1500 ml *autologes Plasma aus dem Interstitium umgelagert werden können* [32].

Es ist weiterhin bekannt, daß beim nephrotischen Syndrom allgemeine Ödeme erst bei einer Plasma-Eiweißkonzentration von 2,5 gm/100 ml auftreten [95].

Verträglichkeit und Kosten verschiedener Therapieformen

Blut: Die Gefahren der *Bluttransfusion* sind vielfältiger Natur [46, 53]:

I. *Übertragung von Krankheiten*

A. Homologe Serumhepatitis, Letalität ca. 12% (Häufigkeit 0,5 bis 5%).

HAMPERS u. Mitarb. [56] beschreiben anikterische Hepatitiden als Komplikation von Transfusionen und geben folgende Häufigkeit an: Nach einer Konserve 7%, nach drei Konserven 40% und nach sechs und mehr Konserven 100%! Unnötige Verabreichung von *einer* Konserve führt zu unnötiger Morbidität und manchmal Mortalität; wenn *eine* Transfusion ausreicht (und nicht vermieden werden kann), dann sollte man nicht zwei geben [3]. Die Verabreichung einer Bluttransfusion ohne *ausreichende* Indikation ist ein Kunstfehler.

B. Syphilis, Malaria (Häufigkeit unbekannt).

II. *Überladung des Kreislaufs*, Lungenödem (Häufigkeit unbekannt, da diese Komplikation gewöhnlich verschwiegen wird),

III. *Hämolytische Reaktionen* (Häufigkeit nach vorliegenden Berichten 0,1
   bis 0,5%, bei Gebrauch von ungekreuztem Blut weit höher. Auch
   diese Komplikation wird oft verschwiegen).
IV. *Iso-Immunisation* (u. a. Rh-Faktor).
 V. *Unterdrückung der Erythropoese.*
VI. *Andere Komplikationen* : Fieber und Schüttelfrost; Urticaria; bakterielle
   Kontamination (etwa 2% der Konserven); Blutungsneigung; Kalium-
   überdosierung; Luftembolie (bei Infusionen unter Druck unter
   Verwendung von Druckerhöhung in der Konservenflasche; dieses
   Verfahren sollte nicht angewendet werden).

In den USA sterben jährlich 3000 Patienten an den Folgen einer Bluttransfusion [53].

Plasma : Viele der hier angeführten Nebenwirkungen von Bluttransfusionen treffen auch auf die Plasmainfusion zu, vor allem die Gefahr
der Übertragung der Hepatitis und anderer Krankheiten, aber auch bakterielle Verunreinigungen und allergische, hämolytische und andere In-
kompatabilitätsreaktionen.

Ein gemeinsamer Nachteil haftet sowohl Bluttransfusionen als auch
Plasmainfusionen an: In etwa 20% aller Fälle verläßt die Plasmakompo-
nente die Blutbahn innerhalb etwa einer Stunde. Dieses Phänomen wird
„Homologes Blutsyndrom" genannt [53]. Die Volumenwirkung wird
dadurch beeinträchtigt und eine Hämokonzentration ist die Folge. Die
zugeführten Plasmaproteine werden wahrscheinlich im Interstitium gewisser Organe abgelagert (darunter Leber und *Lunge*).

Dextran : In diesem Zusammenhang ist es von Interesse, daß auch bei
der Behandlung mit künstlichen Kolloiden die Fremdkolloide als Stabili-
sator des kolloid-osmotischen Druckes benutzt und die Plasmaproteine
in die *Depots abgeschoben werden* (nach WEESE, zit. von GRUBER [53]). *Alle
kolloidalen Blutersatzmittel haben zur Folge, daß Plasmaprotein die Blutbahn
verläßt* [41]. Neben dieser bedenklichen Wirkung zeigt 6%iges Dextran 70[4] andere Nachteile: Die Lösung ist nicht isoton, auch nicht iso-
onkotisch. Die antigenen Eigenschaften des Präparates führen zu allerdings seltenen allergischen Erscheinungen, wie z. B. Hautrötungen,
Urticaria, asthmatischen Beschwerden, angioneurotischem Ödem, Kreis-
lauflabilität, Schmerzzuständen und schmerzhafter Schwellung der Gelenke.
Durch Adsorption einer Dextranschicht an die Oberfläche der Erythrocyten entsteht zuweilen eine als harmlos geltende Cyanose. Gelegentlich
tritt eine gewisse Blutungsneigung auf, die ebenfalls für harmlos gehalten
wird. Fraktionen mit einem mittleren Molekulargewicht von über 50000
können von der Niere nicht ausgeschieden werden, dagegen werden sie
in einer Rate von 70 mg/kg Körpergewicht in der Leber verstoffwechselt,

---

[4] Mittleres Molekulargewicht 70000.

das sind beim Erwachsenen 5 gm pro Tag [41, 53]. Es bilden sich vorübergehend Depots im Retikuloendothel, und für 2–6 Tage kommt es zu einer Salz- und Wasserretention, die bei Freiwilligen nach 2 l Dextranlösung zu einer Gewichtszunahme bis 5 kg führte (nach JAENIKE, zit. von EICHHOLZ [41]). Übertransfusion ist die gefährlichste Nebenwirkung aller Blutersatzmittel einschließlich Blut und Plasma. Diese Gefahr erhöht sich mit steigender Viskosität und verlängerter intravasaler Verweildauer. Aber auch Kochsalzlösung wird gefährlich, wenn vorher eine Infusion kolloidaler Lösung stattgefunden hat [41].

Niedermolekulares Dextran 40[5] führt selten (im Gegensatz zu Dextran 70) zu schweren antigenen Reaktionen, jedoch ist bei wenigen Patienten eine Urticaria geringen Ausmaßes beschrieben worden. Weiterhin ist Dextran 40 kontraindiziert bei schwerer Thrombocytopenie, Hypofibrinogenämie und bei Nierenerkrankungen mit schwerer Oligurie und Anurie. Die hypertonen kolloidalen Eigenschaften dieses Präparates müssen berücksichtigt werden, wenn es schlecht hydrierten Patienten verabreicht wird. Ausscheidung durch die Niere verursacht einen Anstieg des spezifischen Gewichtes des Urins, der bei Patienten mit vermindertem Harnzeitvolumen erheblich sein kann. Harn- und Serumosmolarität sollten kontrolliert werden. Zusätzliche Flüssigkeit sollte zugeführt werden, wenn Patienten dehydriert sind. Nierenversagen ist nach dem Gebrauch von Dextran 40 berichtet worden, ebenfalls ist tubuläre Vacuolisation (osmotische Nephrose) nachgewiesen worden. Gelegentlich kommt es zu abnormen Nieren- und Leberfunktionswerten. Verlängerte Blutungszeiten nach Verabreichung großer Mengen von Dextran 40 ist wahrscheinlich auf eine verbesserte Mikrozirkulation zurückzuführen. Weitere allergische Reaktionen drücken sich in Nausea und Erbrechen, Blutdruckabfall, beengtem Gefühl im Brustkorb und keuchender Atmung aus [138].

Mannit führt zu einer Diurese, die nicht immer eine Verbesserung des klinischen Zustandes anzeigt. Bei Verabreichung von Mannit sind folgende Nebenwirkungen beobachtet worden: Symptome, die an eine Wasserintoxikation erinnern, vorübergehende Stauung im Lungenkreislauf, Lungenödem, Krämpfe, Hyponatriämie, Kopfschmerzen, Schüttelfrost ohne Temperaturanstieg, beengtes Gefühl oder Schmerzen im Brustkorb, Hypovolämie, fulminantes Herzversagen, lokales Ödem bei paravenöser Injektion, osmotische Nephrose, Vacuolisation der Tubuli bis zur schweren irreversiblen Nephrose [140, 141]. Eine mehrere Tage fortgesetzte Entwässerung mit osmotischen Diuretika führt zu einer Hypernatriämie und einem Hyperosmolaritätssyndrom.

THAM wirkt ebenfalls als osmotisches Diuretikum mit den oben angeführten möglichen Komplikationen und führt zusätzlich zu der Gefahr

---

[5] Mittleres Molekulargewicht 40 000.

der Hypoglykämie: Der Blutzuckerspiegel kann auf pathologische Werte absinken, was besonders für das Gehirn schädlich ist. Außerdem besteht die Gefahr der respiratorischen Depression.

Die Nebenwirkungen anderer osmotischer Diuretika dürften denen des Mannit entsprechen.

Die Ringerlactat-Infusion kann unter besonderen Umständen (Überinfusion) zu generalisierten eiweißarmen peripheren Ödemen und einer Polyurie führen. Die Gefahr des Lungenödems ist bei dieser Therapie äußerst gering, solange nicht mit hyperonkotischen oder hyperosmotischen Substanzen, Blut, Plasma- und Vasopressoren vorbehandelt worden ist.

Unter Berücksichtigung bekannter physiologischer Größen [55] kann man konservativ kalkulieren, daß bei einem 70-kg-Menschen *ohne Nierenfunktion* und mit normalem Blutvolumen sowie normalem interstitiellen Volumen nach der Zufuhr von 3000 ml isotoner Ringer-Lactatlösung die Ausbildung peripherer Ödeme gerade beginnen würde, während ein Lungenödem erst nach Zufuhr von 6000 ml auftreten würde, aber auch nur dann, wenn die Infusionsrate schneller ist als 1500 ml/Std. Bei einer langsameren Infusionsgeschwindigkeit vergrößern sich zunächst die peripheren Ödeme. Bei einem interstitiellen Volumendefizit von 3000 ml kann dieses Volumen den oben angegebenen Mengen ohne weiteres hinzugefügt werden und die Infusionsrate kann in der ersten Stunde verdoppelt werden.

Bei intakter Nierenfunktion erweitern sich diese Sicherheitsgrenzen beträchtlich. ASKROG [9] infundierte 1000 ml isotoner Salzlösung in 4 min (vier!), bei anaesthesierten Patienten (Durchschnittsalter 43 Jahre). Der systolische Druck in der A. pulmonalis stieg von 13,4 auf 22,2 mmHg, der diastolische Druck von 7,2 auf 16,2 mmHg. Diese Drucke kehrten innerhalb von 20 min auf den Ausgangswert zurück. Ein Lungenödem wurde nicht beobachtet.

In Hundeversuchen verabreichten LAMBERT, JOHNSON u. PETERS innerhalb von 15 min 50 ml/kg KG einer bilanzierten Salzlösung und setzten dieses fort, bis ein Äquivalent von 400% des Ausgangsblutvolumens erreicht war. Das würde bei einem 70-kg-Menschen etwa der Zufuhr von 33 l in 2–3 Std entsprechen. Der mittlere arterielle Blutdruck blieb unverändert, der zentrale Venendruck war um 4 cm H_2O erhöht und das Herzzeitvolumen stieg von 0,1 l/kg/min auf 0,17 l/kg/min. Es wurden weder Lungenödem, noch Hirnödem oder Herzinsuffizienz beobachtet [73].

Die Wahl eines Mittels sollte sich primär nach seiner Wirksamkeit und Verträglichkeit richten, dann aber sollten auch die Kosten berücksichtigt werden (s. Tab. 2 u. 3).

Die tatsächlichen Kosten der Ringerlactat-Therapie liegen in jedem Fall niedriger als der in Tabelle 2 angegebene Preis eines Volumenäquivalentes vermuten läßt. Diese Lösung bewirkt nämlich nicht nur einen intravasalen, sondern gleichzeitig einen interstitiellen Volumenersatz, sowie eine teilweise Deckung des täglichen Flüssigkeits- und Kalorienbedarfs. Diese Tatsachen werden im Kostenvergleich der Tabelle 3 berücksichtigt. Zusätzliche Einsparungen entstehen dadurch, daß die Morbidität und Mortalität anderer Therapieformen, besonders der häufig unnötigen Blut- und Plasmatransfusionen, vermieden werden. Durch diese Einsparungen zahlt die Ringerlactat-Therapie für sich selbst, um ein mehrfaches ihres Preises!

Tabelle 2. *Die Kosten gleicher Volumen-Äquivalente bei intravasalem Ersatz mit verschiedenen Mitteln im Vergleich zu deren Wirkungsdauer und Verträglichkeit. Die Kosten, wie auch die Qualität einer Bluttransfusion sind örtlich stark verschieden und voneinander unabhängig* [72]

Volumenersatz	Volumen-Äquivalent ml	Wirkungsdauer	Kosten in DM BRD	USA	Verträglichkeit
Blut	500	+++++++++	?	?	+
Plasma	500	++++++	152,00	192,00	++
PPL 3,5 %	500	++++	144,00	160,00	+++++++
Serum-Albumin 5 %	500	+++++++	145,00	160,00	+++++++
Dextran 70	500	+++++	13,00	44,00	++++
Ringerlactat +5 % Glucose	2000	+++++++++	14,00	12,00	+++++++++

Tabelle 3. *Kosten und Risiko verschiedener Therapieformen, die bei gleicher Ausgangslage zu demselben 24-Std-Ergebnis führen. Die Langzeit-Ergebnisse werden durch das Risiko der jeweiligen Therapie bestimmt, z. B. beim Plasma durch eine Hepatitisrate von 10 % mit einer Letalität von 12 %*

Ausgangslage		24-Std-Therapie ohne Blutkonserven A	B	C
Blutverlust	1000 ml	Plasma 1000 ml	Dextran: 1000 ml	Ringerlactat-
EZV-Defizit	1500 ml	Infusionen:	Infusionen:[a]	Lösung:
Wasserbedarf	1500 ml	3000 ml mit	4000 ml mit	4000 ml mit
Kohlenhydratbedarf	150 g	5 % Glucose	5 % Glucose	5 % Glucose
Risiko der Therapie		+++++++++	+++	+
Kosten der Therapie				
BRD		DM 325,00	DM 54,00	DM 28,00
USA		DM 393,00	DM 112,00	DM 24,00

[a] Dextran hat eine relativ kurze intravasale Verweildauer, es ist daher notwendig, innerhalb weniger Stunden einen permanenten Volumenersatz zuzuführen. Außerdem üben die niedermolekularen Fraktionen eine osmotisch-diuretische Wirkung aus, wodurch zusätzliche Flüssigkeitsverluste entstehen. Das hier angegebene Infusionsvolumen trägt diesen Tatsachen Rechnung.

Für den Patienten ergeben sich aus der Anwendung der Ringerlactat-Therapie nicht nur finanzielle, sondern auch gesundheitliche Vorteile. Für den Arzt dagegen erwachsen aus dem *Einsparen* einer Bluttransfusion gewisse finanzielle Nachteile, solange er laut Gebührenordnung für *diese* Leistung schlechter bezahlt wird als für die *Verabreichung* einer (unnötigen ?) Bluttransfusion! Selbstverständlich sollte dieser Faktor in der Wahl der Therapie keine Rolle spielen.

Das Volumenkonzept

Das extracelluläre Volumendefizit, und damit das Natriumdefizit, stehen im Mittelpunkt des Geschehens bei vielen Gegebenheiten, die zum Schock führen, wie Trauma, Blutverlust, Verbrennungen, Peritonitis, Ileus und Coma diabeticum, um nur einige Beispiele zu nennen. Auch beim voll ausgebildeten Schock mit seinem eigengesetzlichen Ablauf spielt dieses Defizit die entscheidende Rolle. Ohne seinen Ersatz ist jede andere Therapie des Schocks zu Mißerfolgen, wenn nicht zum Scheitern verurteilt. Die heute vielfach übliche Flüssigkeitstherapie dient entweder zur ausschließlichen Auffüllung des intravasalen Raumes (Kolloide) oder zur vorwiegenden, jedoch unerwünschten (erhöhter Hirndruck) Auffüllung des intracellulären Volumens (5 %ige Glucose in Wasser). Nur die kristalloiden, isotonen Elektrolytlösungen zeigen eine optimale Verteilung über den gesamten extracellulären, d. h. intra- und extravasalen Raum. Nicht jede isotone Salzlösung ist für die Ersatztherapie der EZF geeignet. Die früher häufig verwendete sogenannte physiologische Kochsalzlösung ist ungeeignet, da sie zu einer Verdünnungsacidose führt, die bei gleichzeitig erhöhter Katecholaminausschüttung eine Beeinträchtigung der Nierenfunktion und vermehrte Gefahr des Lungenödems im Gefolge hat. Diese Gefahr ist noch stärker ausgeprägt, wenn eine Infusion oder Transfusion, deren Verteilung ausschließlich oder vorwiegend intravasal liegt, im Überschuß zugeführt wird (Blut, Plasma, Kolloide) oder zusätzliche Flüssigkeit aus dem bereits verarmten EZR in den intravasalen Raum umlagert (osmotische Diuretika, Plasma-„Expander").

Weder der extracelluläre Volumenverlust noch das Natriumdefizit können mit den in der Klinik zur Verfügung stehenden Methoden gemessen werden. *So kann z. B. bei einem EZV-Defizit von 50 % der Serum-Natriumspiegel normal, erhöht oder erniedrigt sein* [26]. Es wird häufig übersehen, daß die einmalige Konzentrationsbestimmung einer Substanz in Abwesenheit einer Volumenbestimmung ihres Verteilungsraumes keine Schlüsse auf den Gesamtbestand dieser Substanz oder das Volumen ihres Verteilungsraumes zuläßt. Diese Aussage bezieht sich nicht nur auf die Serum-Elektrolytwerte, wie z. B. Na^+, sondern auch auf den Serum-Eiweißspiegel, Hämoglobin und Hämatokrit, H^+, CO_2 oder Bicarbonat.

Die Tendenz, jede Therapie von (oberflächlich beurteilten) Meßgrößen abhängig zu machen, führt zu Fehlschlüssen und manchmal zu gefährlichen Konsequenzen. So hat man früher den Blutdruck als Kriterium benutzt und mit Vasopressoren behandelt. Heute darf ein solches Vorgehen als unverzeihlich angesehen werden, denn wir sind nunmehr in der Lage, das Blutvolumen mit Kolloiden, das Harnzeitvolumen mit Mannit, den erhöhten zentralen Venendruck mit Digitalis und den erniedrigten pH mit THAM zu behandeln. Im Prinzip stehen wir damit noch genau an derselben Stelle wie in den Tagen der Blutdruckbehandlung mit Vasopressoren! Wenn wir dennoch in der Praxis Fortschritte gemacht haben, so verdanken wir das hauptsächlich der Tatsache, daß das Volumenkonzept in unserem Denken Raum gefunden hat. Das ist das Verdienst all derer, die zur Einführung der Blutvolumen-Bestimmung in der Klinik beigetragen haben. Es gilt nun, dieses Volumenkonzept zu erweitern, und auch den *vergessenen*, den „dritten" Raum vor unser geistiges Auge treten zu lassen, wenn wir unsere Schocktherapie planen (s. Abb. 5–13).

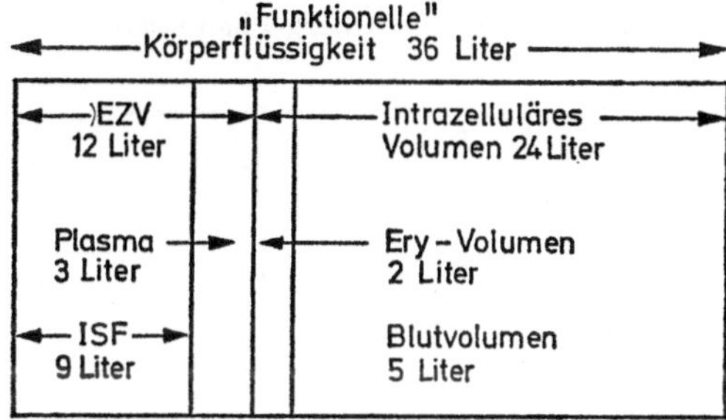

Abb. 5. Flüssigkeitsräume eines 70 kg schweren Erwachsenen (mit Ausnahme der „nicht-funktionellen" EZF, 6 l)

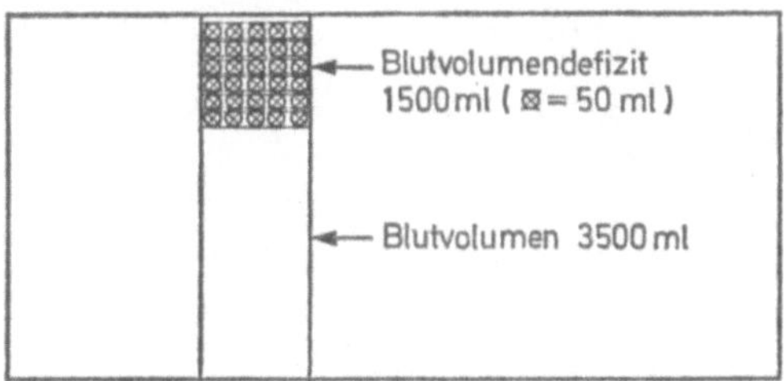

Abb. 6. Übliches Konzept eines Blutvolumen-Defizits („Scheuklappen-Phänomen") . . .

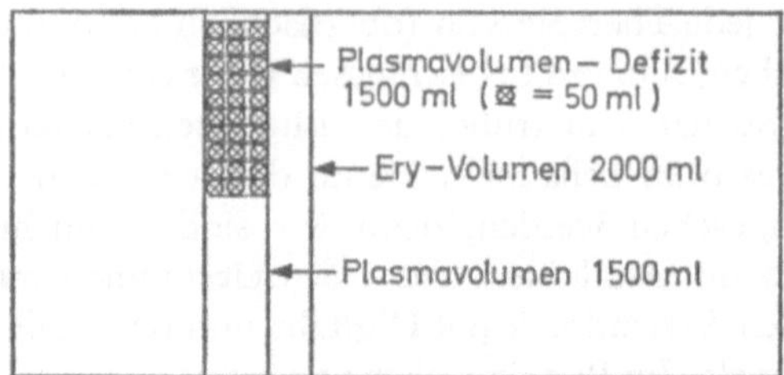

Abb. 7. . . . das häufig vorwiegend den Plasmaraum betrifft . . .

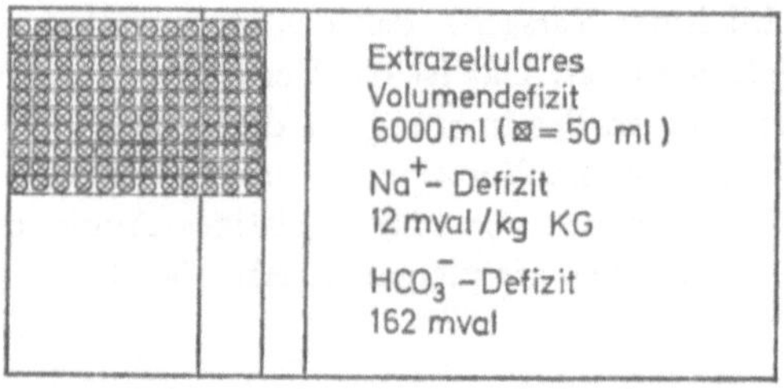

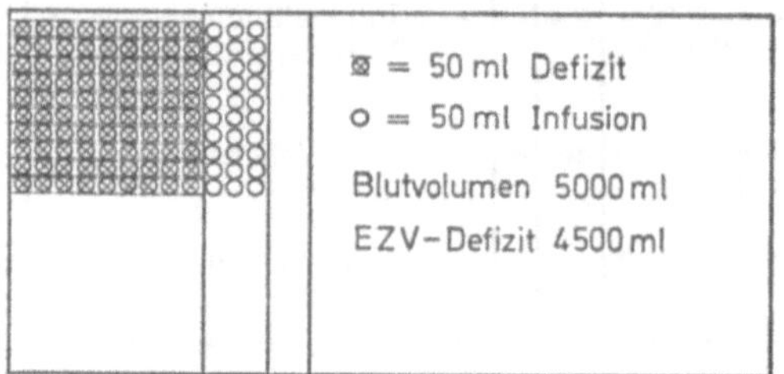

Abb. 8. . . . und hinter dem gewöhnlich ein weit größeres extracelluläres Defizit
verborgen liegt („Eisberg-Phänomen")

Abb. 9. Eine ausschließlich intravasale Volumensubstitution behebt nur einen
Bruchteil des Defizits. Die nachträgliche Auffüllung des Interstitiums muß nun
über eine bereits aufgefüllte Gefäßbahn erfolgen

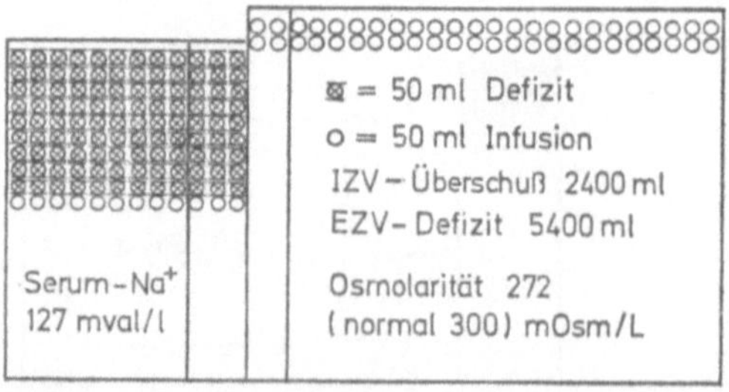

Abb. 10. Verabreichung von 5 % Glucose in Wasser mit Retention von 3000 ml
Wasser. Zunahme des intracellulären Volumens (Hirnödem) und Abnahme der
Osmolarität (Störung der Nierenfunktion) mit Hyponatriämie (s. Abb. 11)

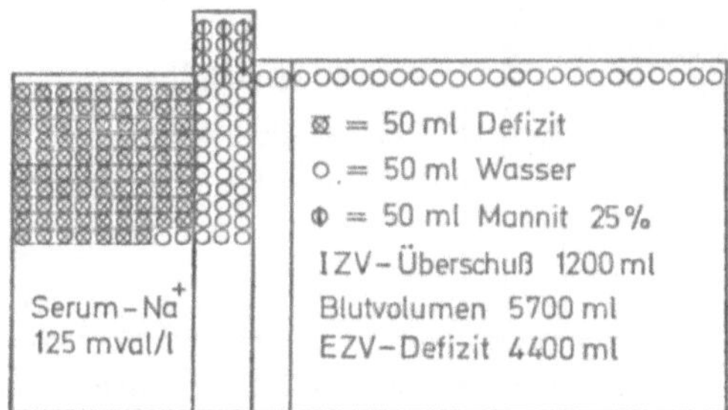

Abb. 11. Wird die in Abb. 9 beschriebene Wasservergiftung mit einem osmotischen Diuretikum behandelt oder kombiniert, dann führt eine Umlagerung des Wassers zur Verminderung des Hirnödems. Die Osmolarität wird zeitweise erhöht und die Nierenfunktion wird vorübergehend verbessert, bis sie dem fortbestehenden EZV-Defizit und der verstärkten Hyponatriämie erliegt. Eine vorübergehende Überfüllung der Gefäßbahn birgt gewisse Gefahren für die transvasale Auffüllung des Interstitiums. Unter fortgesetzter osmotischer Wasserdiurese kommt es gelegentlich zu einer Hypernatriämie, obwohl absolut noch immer ein Natriumdefizit besteht

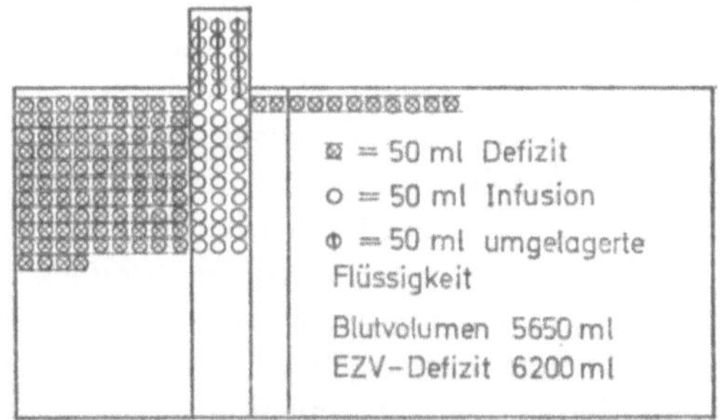

Abb. 12. Die Wirkung eines Plasmaexpanders: Umlagerung von Flüssigkeit aus dem intracellulären und aus dem bereits stark verarmten extracellulären Raum in den Intravasalraum. Eine vorübergehende Überfüllung der Gefäßbahn führt gelegentlich zum Lungenödem und stellt ein Hindernis für die transvasale Auffüllung des Interstitiums dar. Die intravasale Volumenwirkung kolloidaler Lösungen (s. a. Abb. 9) ist jedoch von so kurzer Dauer, daß der endgültige intravasale Volumenersatz innerhalb weniger Stunden zusätzliche Therapie erfordert. Außerdem bedarf es zur Abdeckung des extracellulären Defizits sowie des normalen Flüssigkeits- und Kalorienbedarfes weiterer Zufuhr zum richtigen Zeitpunkt

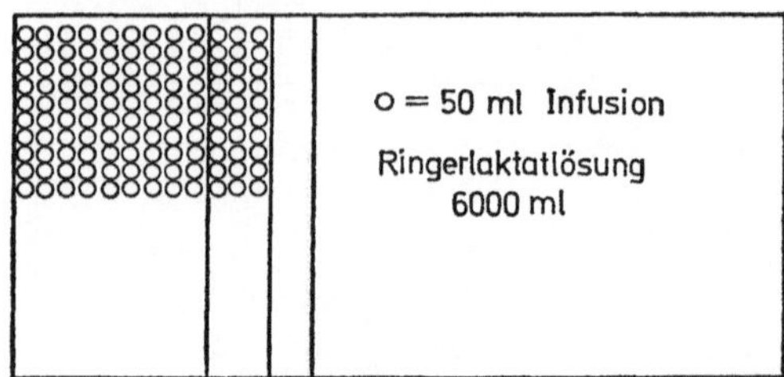

Abb. 13. Ersatz des gesamten extracellulären Volumendefizits mit Ringerlactat-Lösung, Gleichzeitiger Ausgleich des intra- und extravasalen Volumendefizits sowie des Natrium- und Bicarbonatdefizits und zusätzliche Abdeckung des Flüssigkeits- und Kalorienbedarfes mit einer einzigen Lösung: 5 % Glucose in Ringerlactat. Die Homöostase ist wiederhergestellt: Kreislauf, Nierenfunktion, Elektrolyt- und Säure-Basenhaushalt sind normalisiert, Blutverluste bis zu 15 % des Blutvolumens werden gut toleriert. Die Volumenwirkung ist von langer Dauer, sowohl intra- als auch extravasal. Das infundierte Volumen mag sehr groß erscheinen, um jedoch bei der hier beschriebenen Ausgangslage mit anderen Therapieformen das gleiche Endresultat zu erreichen, muß man in jedem Falle das gleiche Gesamtvolumen zuführen, bei osmotischer Diurese sogar mehr

Diese Vorstellung ermöglicht es uns, in der Wahl der Schocktherapie weit sinnvolleren Gebrauch von der Blutvolumen-Bestimmung zu machen als bisher: Ein Defizit im Erythrocytenvolumen bis zu 25 % des zu erwartenden Normalvolumens braucht nicht ersetzt zu werden. Ein Defizit im Plasmavolumen gibt uns einen wertvollen *Anhalt* für die Größe des gesamten EZV-Defizits, zu dem es in einem Verhältnis von 1:4 steht. Eine isotone EZF-Ersatzlösung, wie z.B. Ringerlactat-Lösung, wird in einer Menge verabreicht, die viermal dem *Plasma*volumen-Defizit entspricht. Es ist unwahrscheinlich, daß dieses Vorgehen im Schock jemals in einer Übersodierung resultieren wird, eher wäre das Gegenteil zu erwarten. Eine Warnung ist jedoch am Platze: Die vorherige Zufuhr von Kolloiden macht die oben angegebene Methode der Auswertung einer Blutvolumen-Bestimmung unbrauchbar, da die intravasale Volumenwirkung dieser Substanzen nicht mit Sicherheit abgeschätzt werden kann. Anders verhält es sich mit der Verabreichung natriumhaltiger kristalloider Lösungen, deren intravasale Volumenwirkung nach der Formel 0,077 (Wassergehalt in ml) $+$ 1,152 (Na^+-Gehalt in mval) berechnet und vorhergesagt werden kann [38]. Das heißt, von 1000 ml einer wäßrigen Lösung mit 140 mval Na/l verbleiben 238 ml im intravasalen Raum, solange noch ein Volumendefizit besteht. Nach erfolgtem Ersatz wird der zugeführte Überschuß ausgeschieden.

Verlassen wir nun das Bild des Schocks und wenden uns einem weniger schweren, aber häufiger auftretenden Problem zu: Dem alltäglichen chirurgischen Patienten (Abb. 14–17).

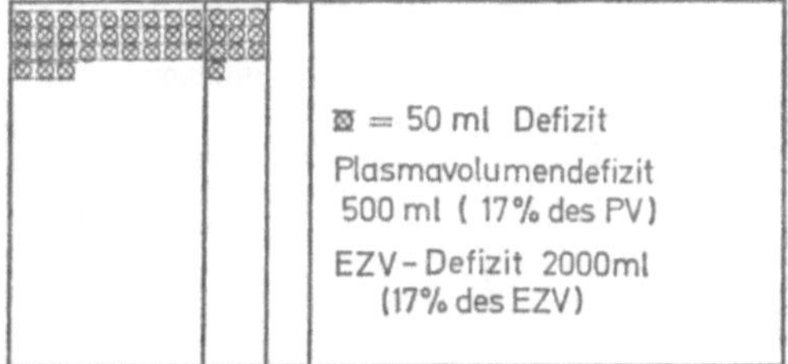

Abb. 14. Die durchschnittliche Ausgangslage bei großen operativen Eingriffen. Schon ein geringer Blutverlust, oft weniger als 500 ml, führt zu einem Kreislaufverhalten, das nach einem Volumenersatz verlangt. Viel zu häufig wird dann leider zu Blutkonserven, Plasma, eiweißhaltigen oder kolloidalen Lösungen gegriffen, obwohl die Situation die damit verbundenen Gefahren und Kosten keineswegs rechtfertigt. Man ist jedoch zu diesem Verzweiflungsschritt gezwungen, solange man als einzig in Frage kommende Standardinfusion in der Chirurgie 5 %ige Glucoselösung in Wasser anerkennt

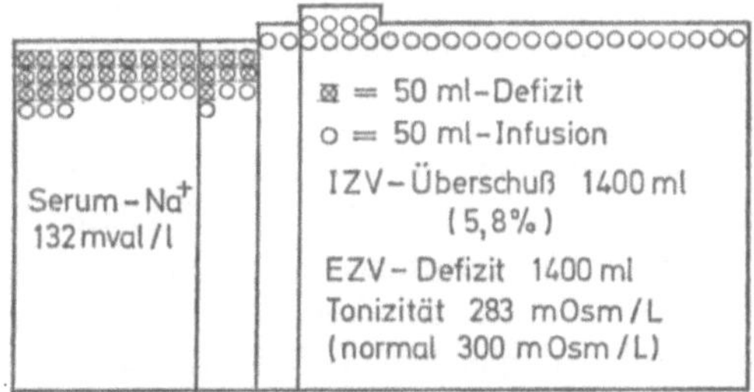

Abb. 15. Bei einem EZV-Defizit von 2000 ml bewirkt die Retention von 2000 ml Wasser keineswegs eine Korrektur des Defizits, sondern eine Zunahme des Zellvolumens sowie eine Abnahme der Serum-Natriumkonzentration und damit der Tonizität. Der hier beschriebene Zustand wird fälschlich als „normal" beschrieben, da er häufig nach Operationen vorgefunden wird

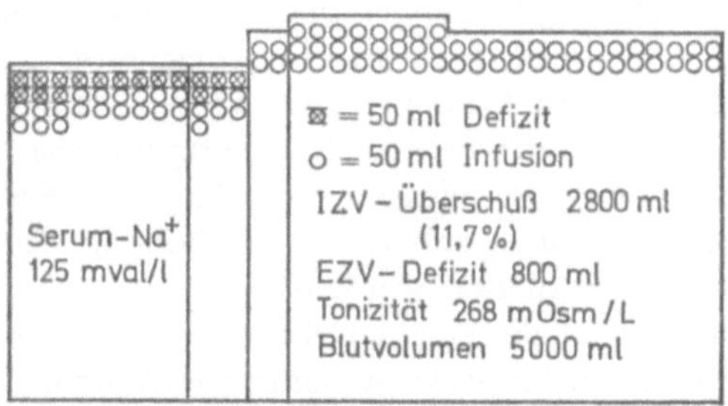

Abb. 16. Die akute Retention der doppelten Menge freien Wassers (4000 ml) ist unter Umständen bereits lebensgefährlich, obwohl das ursprüngliche EZV-Defizit von 2000 ml fast ausgeglichen ist und das Blutvolumen normal ist. Die gleichzeitige Anwendung osmotischer Diuretika würde das Hirnödem verhindern und damit die Schwere der Situation maskieren, jedoch die Gefahr des Lungenödems erhöhen

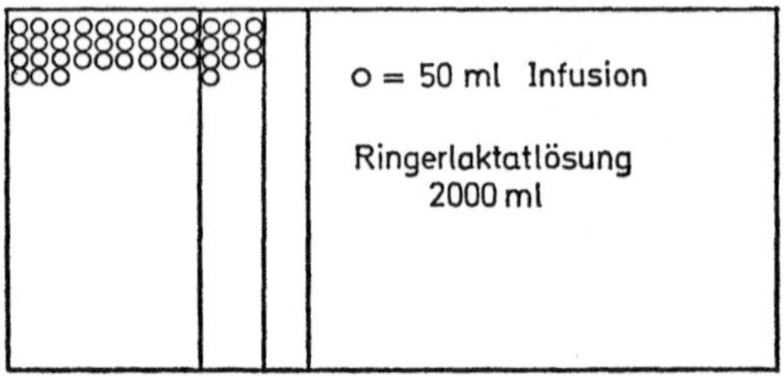

o = 50 ml Infusion

Ringerlaktatlösung
2000 ml

Abb. 17. Die Infusion von 2000 ml 5 %iger Glucose in Ringerlactat-Lösung bewirkt den billigen und gefahrlosen Ausgleich des gesamten EZV-Defizits bei gleichzeitiger Kalorien- und Flüssigkeitszufuhr. Damit ist die Homöostase wiederhergestellt, Blutverluste bis zu 15 % des Blutvolumens werden gut toleriert

Die „ideale" primäre Volumenersatzlösung

Extracelluläre Flüssigkeit ohne Eiweißkörper wäre die „ideale" primäre Volumenersatz-Lösung, denn eine solche Lösung sollte folgende Anforderungen erfüllen:

1. Die Lösung soll natriumhaltig sein und in ihrer Ionenzusammensetzung, Osmolarität und Tonizität der extracellulären Flüssigkeit entsprechen. (Sie soll keine körperfremden Substanzen, keine Eiweißkörper und kein elektrolytfreies Wasser enthalten.)

2. Die Lösung soll den gleichen Verteilungsraum haben wie extracelluläre Flüssigkeit, d. h. sie soll keine kolloid-osmotisch wirksamen Bestandteile und keine osmotisch-diuretischen Eigenschaften haben. Nach Blutverlust sollen etwa 25 % der verabreichten Menge in der Gefäßbahn verweilen und zwar für mindestens 24 Std.

3. Die Viscosität der Lösung soll nicht wesentlich höher sein als die Viscosität des Wassers, um Störungen der Mikrozirkulation zu vermeiden bzw. aufzuheben, und um die Herzarbeit zu erleichtern.

4. Die Lösung soll im Gebrauch einfach sein und genau bekannte physiologische Eigenschaften haben. Ihre therapeutische Wirkungsbreite soll so groß sein, daß bei gesunden normovolämischen Personen folgende *Überinfusionen* nicht zu einer anhaltenden Erhöhung des Blutvolumens führen und ohne Gefahr toleriert werden:

In 1 Std eine Menge, die einem Drittel des normalen Blutvolumens oder der Hälfte des normalen Plasmavolumens entspricht.

In 24 Std eine Menge, die dem zweifachen normalen Blutvolumen oder dem dreifachen normalen Plasmavolumen entspricht.

Diese Lösung soll es ermöglichen, einen dehydrierten Patienten im „stress" in kurzer Zeit voll (und bis zu 24 Std anhaltend) zu hydrieren, ohne eine Wasserintoxikation hervorzurufen.

5. Sämtliche Bestandteile der Lösung sollen innerhalb weniger Stunden verstoffwechselt und ausgeschieden werden können, so daß keine Speicherung in Organen zu erwarten ist, auch nicht nach wiederholter Verabreichung. Die Möglichkeit der gleichzeitigen Kalorienzufuhr ist erwünscht.

6. Die Verabreichung dieser Lösung soll weder die Nierenfunktion noch das Herzzeitvolumen verringern und auch keine Dehydration, metabolische Acidose oder metabolische Alkalose hervorrufen.

7. Sie soll keine Störung folgender Funktionen bewirken: Blutgerinnung, Blutgruppenbestimmung, Abwehr von Infektionen, Haemopoese und Plasmaprotein-Synthese. Sie soll die cellulären Bestandteile des Blutes weder unterdrücken, noch zu ihrer Agglutination oder Lysis führen.

8. Die Lösung soll keine toxischen oder antigenen Eigenschaften haben, und soll weder zu allergischen Reaktionen noch zur Sensibilisierung führen. Sie soll sterilisierbar und haltbar sein und darf keine Krankheiten übertragen.

Die Ringerlactat-Lösung erfüllt diese Anforderungen besser, als irgendeine andere bisher bekannte Infusionslösung. Auch liegen in der Klinik zahlreichere und bessere Erfahrungen mit der Anwendung dieser Lösung vor, als mit anderen primären Volumenersatzlösungen.

Der Zusatz von 50 g Glucose pro Liter Ringerlactat-Lösung ermöglicht die gleichzeitige Zufuhr von Kalorien bei der Volumenersatz- oder -erhaltungs-Therapie mit Ringerlactat. Dadurch wird die Lösung jedoch hyperosmolar und bewirkt bei schneller Verabreichung eine osmotische Diurese. Es empfiehlt sich daher, die glucosehaltige Lösung mit einer solchen ohne Glucose zu ersetzen oder zu alternieren, wenn die klinische Situation eine Infusionsgeschwindigkeit von mehr als 15 ml/kg KG/Std erfordert (etwa 1000 ml pro Std beim 70-kg-Patienten). Jedoch kann im Notfall auch die glucosehaltige Lösung sehr viel schneller verabreicht werden. Nur muß dann später der zusätzliche Flüssigkeitsverlust, der durch die Glykosurie verursacht wird, wieder ersetzt werden. Eine überschießende Diurese führt zum Abfall des zentralen Venendruckes und des Blutdrucks [47].

Die massive Infusion von Ringerlactat-Lösung ohne Glucosezusatz könnte andererseits theoretisch zu einer Hypoglycämie führen. Die ideale Lösung für die schnelle Zufuhr großer Volumina wäre demnach eine Ringerlactat-Lösung mit einem Zusatz von nur 1,0 g Glucose pro Liter (100 mg %), allerdings wäre damit die Kalorienzufuhr erheblich eingeschränkt.

Prioritäten beim Volumenersatz*

Bisher hat bei Volumenmangel-Zuständen, besonders nach akutem Blutverlust, das Blutvolumen im Vordergrund des Interesses gestanden. Früher hat man „Blut mit Blut" und „Plasma mit Plasma" ersetzt. Diese Logik scheint unanfechtbar, aber sie hat nicht immer zu einer optimalen Therapie geführt. Heute ersetzt man das Blutvolumen mit einem Volumenersatzmittel, das eine vorwiegend intravasale Volumenwirkung mit einer optimalen Verweildauer verbinden soll. Wiederum besticht diese Idee durch ihre Einfachheit, aber es haften ihr ähnliche Mängel an, wie der erstgenannten. Dennoch sind mit dieser Therapie, genau wie mit dem Ersatz von „Blut mit Blut" und „Plasma mit Plasma" in vielen Fällen erstaunlich gute Ergebnisse erzielt worden, wie aus unzähligen Veröffentlichungen hervorgeht. Das ändert jedoch nichts an der Tatsache, daß diese grobe Vereinfachung unphysiologisch ist und zu schwersten Konsequenzen führen kann, wenn die Homöostase des Gesamtorganismus unberücksichtigt bleibt.

Solange über den Zustand der isotonen Hydration eines Patienten mit einem akuten oder chronischen Blutvolumen-Defizit auch nur der geringste Zweifel besteht, sollte für einen sofortigen *adäquaten* extracellulären Volumenersatz *zuerst* gesorgt werden. Wenn man ungeachtet eines großen interstitiellen Flüssigkeitsdefizits als erstes eine kolloidale oder eine eiweißhaltige Lösung verabreicht, so ist es möglich, daß man dadurch den Filtrations- und Rückresorptionsmechanismus zum Entgleisen bringt und daß man sich gleichzeitig den Weg zum Interstitium „verbaut".

Für die Therapie des lebensbedrohlichen Volumenmangels ergeben sich, unabhängig von dessen Genese und Dauer (Blutverlust, extracellulärer Flüssigkeitsverlust, relativer Volumenmangel bei Gefäßweitstellung, Eiweißmangel) folgende Prioritäten:

1. Atmung

Als erstes muß für die adäquate Aufnahme von Sauerstoff und Abgabe von Kohlensäure gesorgt werden. Das bedeutet neben der Zufuhr von möglichst hohen Sauerstoffkonzentrationen die Sicherung der Ventilation, wenn nötig durch künstliche Beatmung (Mund zu Mund, Mund zu Nase etc.). Sauerstoffkonzentrationen von weit über 20 % werden ausgezeichnet toleriert, fehlende Zufuhr dagegen führt bereits beim normalvolämischen Gesunden in wenigen Minuten zu irreparablen Schäden im ZNS. – Die Anhäufung von Kohlensäure bewirkt in kurzer Zeit eine schwere respiratorische Acidose. Hyperventilation und Absinken des Kohlensäure-Partial-

---

* Diese Prioritäten gelten besonders auch für die Kriegs- und Katastrophenmedizin.

druckes unter einen gewissen Schwellenwert beeinträchtigt die Hirndurchblutung.

2. Kreislauf

Bei einem Stillstand des Kreislaufs muß dieser durch externe Herzmassage unterhalten werden. Eine evtl. Zentralisation des Kreislaufs wird durch eine vegetative Blockade spezifisch behandelt, aber erst während der nächsten Phase. Die *Acidose* erfordert eine *sofortige* annähernde, jedoch nicht überschießende, Korrektur.

3. Volumenersatz

A. An erster Stelle steht hier die Versorgung der funktionellen Einheit des *extracellulären* Raumes, d. h. die *primäre und gleichzeitige Auffüllung des Plasmavolumens und des interstitiellen Flüssigkeitsraumes.*

Dies geschieht durch die rasche Verabreichung (*Infusionsgeschwindigkeit 3000 ml/Std.* Das sind 1000 „Tropfen" pro Minute, also *ein zügiger Strahl*), von Ringerlactat-Lösung durch eine oder mehrere großkalibrige intravenöse Kanülen oder Katheter. Die anfängliche Infusionsgeschwindigkeit wird beibehalten, bis eine deutliche Verbesserung des Kreislaufs eintritt, danach wird sie dem Kreislaufverhalten angepaßt. Die Gesamtmenge richtet sich nach dem vermutlichen extracellulären Defizit, von dem das Plasmavolumendefizit ein Teil ist. *Da man den genauen Hydratationszustand des Patienten in der Initialbehandlung nicht kennt, ist man verpflichtet, in jedem Falle und unter allen Umständen die Volumenersatztherapie mit dem extracellulären Flüssigkeitsersatz zu beginnen.*

Ein Volumen*überschuß* von 15 % im extracellulären Raum (beim Erwachsenen 2000 ml) ist ungefährlich und zuweilen sogar wünschenswert. Es kommt dabei noch nicht zur Ausbildung eiweißarmer, generalisierter Ödeme. Ein *Defizit* von 25 % ist gefährlich und unerwünscht. Ein doppelt so großes Defizit ist oft letal.

B. Erst an zweiter Stelle der Volumenersatz-Therapie interessiert uns das Blutvolumen als gesonderte Einheit. Bei normalem Gefäßtonus stellt jeder Überschuß, absolut oder im Verhältnis zum interstitiellen Volumen gesehen, eine Gefahr und eine Belastung dar. Bei niedriger Blutviscosität wird ein Defizit von 15 % noch relativ gut toleriert, es ist jedoch unerwünscht und sollte ersetzt werden.

C. Als nächstes wird das Erythrocytenvolumen als gesonderte Einheit berücksichtigt unter Voraussetzung eines nahezu ausgeglichenen Blutvolumens. Auch hier ist jeder Überschuß eine Belastung, während ein 25 %iges Defizit keine wesentlichen Nachteile bringt und die Fließeigenschaften des Blutes verbessert. Ein 50 %-Defizit wird vom ruhenden Patienten noch gut toleriert, sollte aber teilweise ersetzt werden.

D. *Eiweißkörper*: Im akuten Geschehen besteht keine Indikation für den Ersatz kolloid-osmotisch wirksamer Substanzen, im Gegenteil, sie sind in der initialen Therapie gefährlich und unerwünscht. Anhäufung von Plasmaproteinen im Interstitium führt zum isolierten eiweißreichen Ödem der betroffenen Organe, z. B. der Lunge. Daher ist die Verteilung der Plasmaproteine von größerer Bedeutung als ihr Ersatz von außen. Ein Verlust, der dem gesamten normalen Proteingehalt des Plasmas entspricht ist unbedenklich, solange die im Interstitium befindlichen Plasmaproteine in die Gefäßbahn eingeschwemmt werden.

E. *Elektrolytfreies Wasser* ist in Situationen von hochgradigem „stress" absolut kontraindiziert.

4. Säuren-Basen- und Elektrolythaushalt

Säuren-Basen- und Elektrolythaushalt sowie *Nierenfunktion* sollten erst nach Volumenauffüllung *gezielt* behandelt werden. Osmotische Diuretika sind bei bestehendem extracellulärem Defizit kontraindiziert.

Für die Therapie des nicht lebensbedrohlichen Volumenmangels ist die Reihenfolge der Prioritäten die gleiche. Wenn ein Volumenmangel zu erwarten ist, wie z. B. in der Chirurgie, so sollte das extracelluläre Flüssigkeitsvolumen vor, während und nach der Operation durch die Ringerlactat-Infusion zumindest auf seinem Normalniveau gehalten werden.

Die übliche präoperative Flüssigkeitskarenz bewirkt beim Erwachsenen ein durchschnittliches extracelluläres (oder isotones) Volumendefizit von 1500 ml und nicht, wie häufig angenommen wird, ein reines Wasserdefizit (ALBERT, S. N., et al.: Simultaneous Measurement of Erythrocyte, Plasma and Extracellular Fluid Volumes with Radioactive Tracers. Anesthesiology **29,** 908 (1968).

Eine Erhaltungstherapie ist besser als eine Ersatztherapie, denn Vorbeugen ist bekanntlich besser als Heilen.

Klinische Erfahrungen

Anhand des vorliegenden Materials darf „ex cathedra" die Anwendung der Ringerlactat-Infusion und die Vermeidung der Zufuhr elektrolytfreien Wassers als die Methode der Wahl bei Trauma, Operationen und im hämorrhagischen Schock bezeichnet werden. Praktische Erfahrungen mit der weiter unten im einzelnen wiedergegebenen Flüssigkeitstherapie sprechen für die Richtigkeit dieser Ansicht. Die Ringerlactat-Therapie hat seit dem Jahre 1962 in der Abteilung des Verfassers (Department of Anesthesiology, Providence Hospital, Kansas City, Kansas) die Infusion von 5 %iger Glucose in Wasser während der Operation ersetzt und ebenfalls bei der Behandlung des traumatischen und hämorrhagischen Schocks Verwendung gefunden. Das Erfahrungsgebiet eines Zeitraumes von 5 Jahren umfaßt etwa 25000 Anaesthesien (die mit Hilfe von 1–2 Assistenten und 3–4 Anaesthesieschwestern geleitet wurden) sowie zahlreiche Konsultationen in der Intensivpflege und Wiederbelebung. Folgende Fachgebiete waren im operativen Krankengut vertreten (in der Reihenfolge ihrer Häufigkeit): Allgemeine Chirurgie, operative Geburtshilfe (25 %), Gynäkologie, Hals-Nasen-Ohren, orthopädische Chirugie, Urologie, Neurochirurgie, Thoraxchirurgie, plastische Chirurgie, Kieferchirurgie, Herz- und Gefäßchirurgie, sowie Kinderchirurgie. Die chirurgische Versorgung erfolgte in der Mehrzahl der Fälle durch Fachärzte in den angeführten Spezialgebieten. Etwa 4 % der Anaesthesien wurden bei der Notfall- und Traumachirurgie angewendet.

Methodik

Was die Dosierung der Infusion anbetrifft, so waren wir im Vergleich zu anderen [122] eher etwas konservativ. Mit wachsender Erfahrung wurden wir zwar freigiebiger, dennoch liegen die von uns verwendeten und empfohlenen Mengen unter Umständen noch verhältnismäßig niedrig. Im Durchschnitt wurden *während* der Operation oder während der unmittelbaren Ersatztherapie 1000–2000 ml Ringerlactat-Lösung verabreicht, der Rest über die nächsten 24 Std verteilt. Die innerhalb von 24 Std erreichte Gesamtmenge betrug im Durchschnitt 3000 ml und in keinem Falle mehr als 9000 ml. Unsere hier wiedergegebenen Therapiegrundsätze beziehen sich auf das Beispiel eines 70-kg-Patienten. Die während operativer Eingriffe verabreichten Durchschnittsmengen der Ringerlactat-Infusion richteten sich nach dem Grad des chirurgischen Traumas und dem daraus resultierenden Defizit im extracellulären Raum. Dieser Menge wurde in den ersten 24 Std ein angemessenes Volumen zur Abdeckung des Flüssigkeits- und Kalorienbedarfs des Frischoperierten hinzugefügt. Diese ist in der „Gesamtzufuhr" am Operationstag enthalten (s. Tab. 4).

Außerdem wurde ein evtl. präoperativ bereits bestehender Volumenmangel berücksichtigt. Intra- und postoperativ auftretende *Harnausscheidung über 1000 ml* und abnorme *Flüssigkeitsverluste* wurden *ml für ml* mit Ringerlactat-Lösung ersetzt und zwar in der gleichen Geschwindigkeit, in der sie entstanden und zusätzlich zu der in Tabelle 3 angegebenen Stunden- und Tagesdosierung. *Blutverluste bis zu 1000 ml* wurden ebenfalls *ml für ml* mit Ringerlactat-Lösung ersetzt und zwar in der gleichen Geschwindigkeit, in der sie entstanden, zusätzlich zu der in der Tabelle angegebenen Stunden- und Tagesdosierung.

*Über*schritt der Blutverlust 1000 ml, so wurde jeder weitere Blutverlust ml für ml mit auf Körpertemperatur *angewärmtem* Vollblut ersetzt [21], *ohne Routineverabreichung* von *Calcium* (in Ringerlactat ohnehin enthalten) [63]

oder *Bicarbonat* [64]. Das Säure-Basengleichgewicht ist unter der Ringerlactat-Infusion sehr stabil. Es kommt ohnehin nach massiven Transfusionen
durch die Verstoffwechslung des Citrats zu einer metabolischen Alkalose,
die durch die Zufuhr von Bicarbonat noch aggraviert werden könnte.

Selbstverständlich wurden intraoperative Blutverluste gewogen und
gemessen. War das Vollblut nicht sofort erhältlich, so wurde die Stunden-
dosierung der Ringerlactat-Infusion soweit erhöht, daß der Kreislauf stabil
blieb, auch wenn damit die gesamte Tageszufuhr in wenigen Stunden verabreicht wurde. In keinem Falle wurde Blut zuerst verabreicht.

Im Notfall wurde auch die Gesamttageszufuhr an Ringerlactat erhöht.
Blutverluste bis zu 50 % des Blutvolumens haben keine Transfusion von ungekreuztem Blut erfordert, da der Kreislauf mit der massiven Ringerlactat-
Infusion stabilisiert werden konnte [102]. Dadurch wurde häufig Zeit ge-
wonnen, um Blut kreuzen zu lassen. Nach Transfusionen wurde ein end-
gültiger Hämatokritwert von 30 angestrebt, d. h. die ersten 1000 ml Blutverlust wurden nicht mit Vollblut ersetzt. (Bei massiven Blutungen und
gleichzeitiger Ringerlactat-Infusion wird ohnehin „verdünntes" Blut verloren, so daß ein „ml-für-ml"-Ersatz mit Vollblut zu einer Übertransfusion
führen würde.)

Tabelle 4. *Dosierung der Ringerlactat-Infusion am Operationstage*

Indikation	Erste Std	Danach pro Std während der OP	Gesamtmenge in 24 Std
Neurochirurgie	100+	100+	2400+
Thorax-Chirurgie	500+	250+	2800+
Bauch-Chirurgie	1000+	500+	3500+
Schweres Trauma	1500+	750+	4200+
Polytrauma, Schock	2000+	1000+	7000+

+ Ersatz von Harnvolumen *über* 1000 ml, Blutverlust *bis zu* 1000 ml und
sämtlichen anderen abnormen Flüssigkeitsverlusten, jeweils ml für ml mit Ringerlactat. (Dauerkatheter rechtzeitig einlegen!)

Es ist empfohlen worden, Citratblut und Ringerlactat-Lösung nicht zu
mischen, da die Ringerlactat-Lösung Calcium enthält [121]. Wir haben jedoch beide Flüssigkeiten gleichzeitig durch eine Kanüle laufen lassen, in dem
Gedanken, daß 5 cm weiter „flußabwärts" im Patientenserum Calcium vorhanden ist. Es kam zu keinen Zwischenfällen, die wir auf dieses Vorgehen
hätten zurückführen können.

Wir halten die Zufuhr von 5 %iger Glucose in Wasser am Operationstage für kontraindiziert und haben sie vermieden, wo immer es auch möglich war. Um jedoch Auseinandersetzungen zu vermeiden, sind wir in eini-

gen Fällen, entgegen unserer Überzeugung, dem „besseren" Urteil gewisser Kollegen gefolgt. Wir hatten mehrfach Gelegenheit, dies zu bereuen (s. u.).

Außer bei Craniotomien halten wir die gleichzeitige Verabreichung osmotischer Diuretika (oder hyperonkotischer Lösungen) bei Anwendung der Ringerlactat-Infusion in der hier angegebenen Dosierung für unnötig und kontraindiziert und haben besonders auch bei Aneurysmaresektionen der Abdominalaorta die beiden letzgenannten Gruppen von Medikamenten nicht benutzt, sofern uns das freigestellt war.

Folgende Infusionen erwiesen sich bei der Anwendung der oben angegebenen Ringerlactat-Dosierung als unnötig und wurden daher in den letzten 5 Jahren von uns während der Operation oder Schockbehandlung nicht benutzt: Plasma, PPL, Albumin, Dextran, Gelatine oder Stärke. Auch im postoperativen Verlauf fanden diese Mittel keinen Gebrauch, mit Ausnahme der sehr seltenen Verabreichung von Plasma oder Albumin.

Wenn die Situation eine massive, rasche Zufuhr von Ringerlactat erforderte, so wurde die glucosehaltige Lösung mit der einfachen isotonen Lösung alterniert. Ein Harnzeitvolumen von 60 ml/Std wurde angestrebt (1 ml pro min). Es wurde versucht, das Harnzeitvolumen nicht unter 25 ml/Std absinken zu lassen. Die Gesamtmenge und die Geschwindigkeit der Infusion hing in jedem Falle vom klinischen Bilde ab und nicht von irgendwelchen „Formeln". Blutdruck, Pulsrate und -qualität sowie Capillarfüllung erwiesen sich als wertvolle Hilfsmittel in der Beurteilung des klinischen Zustandes. Der zentrale Venendruck wurde ebenfalls häufig gemessen, war aber manchmal irreführend. Er konnte z. B. bei einem Patienten mit erheblichem Volumenmangel hoch liegen und dann unter der massiven Infusion von Ringerlactat absinken [22]. Lag er allerdings im Anfang niedrig und stieg während der Therapie (meist bei Bluttransfusion) auf übernormale Werte, so wurde dies als Zeichen der Zentralisation des Kreislaufs gewertet und eine vegetative Blockade im Sinne der „kontrollierten Volumenanpassung" durchgeführt [70, 71].

Es wurde empfohlen, Patienten nach Trauma oder Schock für die ersten 3 Tage nicht zu „bilanzieren". Einmal besteht die Gefahr der fortgesetzten Sequestration von extracellulärer Flüssigkeit und diese „okkulten" Verluste würden unersetzt bleiben. Auf der anderen Seite kommt es gewöhnlich nach 48–72 Std zu einer Mobilisierung der sequestrierten Flüssigkeit und damit zu einer Diurese, die nicht voll ersetzt zu werden braucht.

Bei der assistierten oder kontrollierten Beatmung wurde eine Hyperventilation mit pCO_2-Werten unter 30 Torr vermieden, da diese neben anderen Nachteilen zur kompensatorischen Exkretion von Bicarbonat führt.

Die hier angeführten Grundsätze sowie die früher erwähnten „Prioritäten" bei Volumenmangel wurden sowohl auf die Erhaltungs- als auch auf die Ersatztherapie angewendet, bei wahlweisen Operationen sowohl als auch im Schock und nach Trauma. Weder sehr hohes noch frühes Alter

[125] des Patienten wurde als Kontraindikation angesehen. Wir machten allerdings den Fehler, bei älteren Patienten mit der Infusion zu zurückhaltend zu sein, was sich besonders in der Schockbehandlung nachteilig auswirkt. Bei Patienten mit ausgedehnten Ödemen und Hypervolämie (Herzinsuffizienz, Nephropathien, Präeklampsie, Cor pulmonale) ist zuweilen ein *Aderlaß* jeglichem *Volumen*ersatz vorzuziehen; spezifische Mangelzustände erfordern die Zufuhr von *Konzentraten* (Hypertone Salzlösung, Erythrocyten- oder Eiweißkonzentrat). Bei einem plötzlichen Volumenverlust besteht auch hier keine Kontraindikation zur grundsätzlichen Anwendung von Ringerlactat. In der Neurochirurgie ist die Verwendung von 5%iger Glucose in isotoner Ringerlactat-Lösung eine Selbstverständlichkeit, auch bei *einmaliger* Anwendung der Osmotherapie. Die einzige Kontraindikation für die *lactat*haltige Infusion besteht im Coma Hepaticum. Eine bicarbonathaltige Lösung wäre hier vorzuziehen.

Allgemeine Beobachtungen und Ergebnisse

Seit Anwendung der oben angeführten Prinzipien in der Infusionstherapie haben wir es nicht mehr für nötig gehalten, zu folgenden Maßnahmen Zuflucht zu nehmen:

1. Verabreichung von Vasopressoren oder zeitweilige Unterbrechung der Zufuhr von Anaesthetika zur Erhaltung des Blutdrucks oder Kreislaufes.

2. Verabreichung von ungekreuztem Blut, Plasma, Dextran oder anderen körperfremden Kolloiden zur Auffüllung des intravasalen Volumens (in 5 Jahren wurde nur in einem Fall ungekreuztes Vollblut verwendet).

3. Die dem tatsächlichen Blutverlust genau angeglichene oder diesen sogar überschreitende Bluttransfusion.

4. Verabreichung von osmotischen Diuretika zur Erhaltung der Nierenfunktion.

Weiterhin haben wir seit Einführung der Ringerlactat-Infusion folgende Komplikationen *nicht* beobachtet:

1. Die sog. „Schockniere".

2. Nahtinsuffizienzen oder mechanischen Ileus als Folge eines Ödems der Magen- oder Darmwand. Der postoperative (paralytische) Ileus trat überhaupt nur selten auf und war gewöhnlich von kurzer Dauer.

3. Lungenödem [mit einer (!) Ausnahme, die weiter unten beschrieben wird].

4. Hirnödem als Folge der Infusion.

5. Vermehrtes Auftreten von Wund-Dehiszenzen (diese Komplikation erschien eher vermindert).

In keinem Fall konnten wir einen schädlichen Einfluß dieser Therapie auf den Patienten nachweisen. Gelegentlich trat ein geringfügiges Lidödem auf, das sich als harmlos herausstellte. Intra- und postoperative Hypotension wurde nur selten beobachtet, obwohl insgesamt weniger Bluttransfusionen gebraucht wurden als vor Einführung der Ringerlactat-Therapie. Besonders zufriedenstellend war die gute postoperative Nierentätigkeit im Gegensatz zu der früher „normalerweise" auftretenden Oligurie. Das Harnzeitvolumen ist von der verabreichten Ringerlactat-Infusion abhängig, so daß es möglich ist, die Ausscheidung nach Wunsch zu regulieren.

In ihrer Handhabung, Vielseitigkeit und therapeutischen Wirkungsbreite erwies sich die Ringerlactat-Infusion als die ideale Lösung zur primären Volumenerhaltung oder -substitution. Wenn in jedem Fall in der Chirurgie oder Geburtshilfe eine großkalibrige, flexible intravenöse Kanüle liegt und eine (vorzugsweise 1000 ml) Ringerlactat-Infusion läuft, dann läßt sich jeder Volumenverlust sofort abfangen, auch unerwartete massive Blutungen: Man öffnet lediglich die Infusionsklemme![6]

Vor der Umstellung unserer Infusionstherapie wurden in einer Reihe von Fällen folgende Komplikationen beobachtet, die durch die frühere Infusionstherapie hervorgerufen oder von ihr unterstützt wurden: Lungenödem, „congestive atelectasis", Schockniere, Wasserintoxikation, Hirnödem, „irreversibler" Schock. Ohne Zweifel haben die alleinige Zufuhr von 5 %iger Glucose in Wasser und der Ersatz von „Blut mit Blut" und „Plasma mit Plasma" zu mehr Morbidität und Mortalität geführt, als sie jemals durch die Einschränkung der Na-Zufuhr verhindert haben, denn die massive Verabreichung isotoner Na-haltiger Elektrolytlösungen erweist sich überraschenderweise als bemerkenswert komplikationslos.

Nach allem, was wir in den letzten 5 Jahren gelernt haben, sind wir fest davon überzeugt, daß viele unserer Patienten an den Folgen eines unersetzten extracellulären Flüssigkeitsdefizits gestorben sind, weil wir Ärzte unerschütterlich an der Wahnidee festhielten, daß man dem chirurgischen Patienten mit schwerem Trauma keine Salzlösung zuführen dürfe, dagegen aber „erhöhte" insensible Verluste mit 5 %iger Glucose in Wasser ersetzen müsse, „damit die Niere zur Ausscheidung der vermehrt anfallenden (?) Soluta genügend elektrolytfreies Wasser hat".

Auch nach der Umstellung unserer intraoperativen Infusionstherapie auf die Ringerlactat-Lösung konnten wir in einigen Fällen postoperative Komplikationen beobachten, die darauf zurückzuführen waren, daß die Patienten postoperativ täglich eine stereotype Zufuhr von 2000 ml 5 %iger Glucose in Wasser und 1000 ml (oder weniger) isotoner Salzlösung erhielten. Auch eine stark eingeschränkte Flüssigkeitszufuhr, wie sie postoperativ

---

[6] Dieses Verfahren hat sich u. a. auch bei Adeno-Tonsillektomien, Uterus-Curettagen und normalen Entbindungen bewährt.

in einigen Fällen angeordnet wurde (aus Furcht vor dem nach unserer intraoperativen Infusion „zu erwartenden" Lungenödem) führte nach wenigen Tagen zu vermeidbaren Komplikationen (Instabilität des Kreislaufs, Oligurie, Acidose, Anurie, Schock, Thrombose). Bei Patienten unter einer für 2–3 Tage fortgesetzten Ringerlactat-Therapie war der postoperative Verlauf von seiten des Kreislaufs, der Nierenfunktion, des Säure-Basengleichgewichtes und des Elektrolythaushaltes auffallend komplikationslos.

Kasuistik

Einige illustrative Fälle sollen hier kurz diskutiert werden.

1. Ersatz von Blutverlust mit Ringerlactat

Bei einem 46jährigen Patienten wurde eine radikale perineale Prostatektomie durchgeführt. Präoperative Untersuchungen ergaben ein Körpergewicht von 80 kg, Hämoglobin 16 gm%, Hämatokrit 48%. Eine Blutvolumenbestimmung wurde nicht durchgeführt. Während der $2^{1}/_{2}$ stündigen Operation verlor der Patient 2000 ml Blut und erhielt 4000 ml Ringerlactat. Im Laufe der nächsten 24 Std erhielt er weitere 2000 ml Ringerlactat. Der Patient erhielt kein Blut, Plasma, Dextran, Albumin oder osmotische Diuretika. Kreislauf und Nierenfunktion waren weder akut noch während der Rekonvaleszenz beeinträchtigt. Es zeigten sich keine generalisierten Ödeme, auch kein Lungenödem oder Hirnödem. Am ersten postoperativen Tag betrug das Hämoglobin 10 gm%, der Hämatokrit 30.

2. Unerwarteter Blutverlust

Bei einer 32jährigen Frau wurde wegen unregelmäßiger Blutungen eine Curettage vorgenommen. Dabei wurde ein degeneriertes intramurales Myom ancurettiert und es kam zu einer unstillbaren Blutung, die eine sofortige Hysterektomie erforderlich machte. Innerhalb von 30 min verlor die Patientin 2000 ml Blut. Ihr Ausgangs-Blutvolumen wurde auf 3600 ml geschätzt, gekreuztes Blut war nicht vorhanden. Die Ringerlactat-Infusion wurde dem Blutverlust in Menge und Geschwindigkeit etwa angepaßt. Nach 45 min war gekreuztes Blut erhältlich.

Zu dieser Zeit hatte die Patientin etwa 2500 ml Ringerlactat-Lösung erhalten und der „Blutverlust" betrug 2000 ml. Sie sah sehr blaß aus und hatte einen leicht erniedrigten Blutdruck sowie eine leicht erhöhte Pulsrate. Mit dem auf Körpertemperatur gewärmten Blut wurde Ringerlactat weiterverabreicht. Am Ende der Operation betrug der gesamte Blutverlust 2500 ml. Sie erhielt insgesamt 1500 ml Blut und 3500 ml Ringerlactat. Der Kreislauf blieb stabil, die Nierenfunktion war keineswegs beeinträchtigt. Es ergab sich während der weiteren Rekonvaleszenz keine Notwendigkeit für eine weitere Bluttransfusion.

3. Lungenödem

Bei 25000 Anaesthesien in 5 Jahren trat in einem einzigen Fall nach der Verabreichung von Ringerlactat-Lösung ein Lungenödem auf:

Ein 65 jähriger Patient mit einem Körpergewicht von 100 kg wurde mit schwerem Polytrauma eingeliefert. Er war allein in den Trümmern seines Personenwagens gefunden worden, nachdem dieser mit einer vermutlichen Geschwindigkeit von 100–120 km/Std von der Fahrbahn abgekommen war. Der Anlaß zu diesem Unfall blieb unbekannt.

Bei der Aufnahme war der Patient im Schock und er blutete stark aus tiefen Schnitt- und Rißverletzungen des Gesichtes. Eine gurgelnde Atmung ließ auf eine Aspiration schließen. Nach der Erstversorgung ergab die weitere Untersuchung Prellungen des Brustkorbs, Frakturen des Sternums und mehrerer Rippen, sowie des linken Zygoma, der rechten Patella und des rechten Schenkelhalses mit Dislokation. Der Patient erschien stark erregt und hatte einen hohen Blutdruck (180/130). Gleichzeitig jedoch zeigte er Zeichen eines Schocks (blasse Mukosa, fehlende Capillarfüllung), wurde mehr und mehr desorientiert und äußerst agitiert. An eine Wachintubation oder Sauerstoffzufuhr über die Maske war nicht zu denken. – Es gelang, eine großkalibrige Plastikkanüle in eine Vene einzuführen, und eine schnelle Auffüllung mit Ringerlactat zu beginnen. Unter vorsichtiger Anwendung von Thiopental und Succinylcholin wurde der Patient intubiert, beatmet und Blut aus der Trachea abgesaugt. Trotz großer Infusionsgeschwindigkeit war sein Blutdruck während der Anaesthesie und der chirurgischen Versorgung sehr labil, und fiel einmal auf einen Wert von 60/40. Die rechte Hüfte wurde reponiert, die ausgedehnten Schnitt- und Rißverletzungen des Gesichtes und weitere periphere Verletzungen wurden genäht und eine Ösophagoskopie wurde durchgeführt, um eine vermeintliche Verletzung des Ösophagus auszuschließen. Innerhalb von $2^{1}/_{2}$ Std erhielt der Patient 4500 ml Ringerlactat-Lösung mit 5 % Glucose sowie eine Blutkonserve. Etwa 20 min nach Beendigung der Narkose entwickelte sich ein fulminantes Lungenödem und es kam zu einem Kreislaufstillstand. Die Sofortmaßnahmen waren zunächst erfolgreich. Der Patient wurde (bei liegendem Endotrachealtubus) mit d-tubo-Curare relaxiert und über einen Respirator kontrolliert beatmet.

Das EKG zeigte einen vollständigen Rechtsschenkelblock. Das Blutvolumen lag 40 % unter dem Normalwert. 5 Std nach dem Auftreten des Lungenödems trat der Exitus ein. Die Autopsie zeigte eine beginnende Bronchopneumonie nach Aspiration von flüssigem Mageninhalt, eine mäßig schwere Fettembolie der Lunge sowie Zeichen einer cerebralen Contusion mit kleinen herdförmigen subarachnoidalen Blutungen.

Unsere Behandlung in diesem Fall entsprach einem Regime, wie es in hunderten von ähnlichen Fällen angewendet wurde, ohne daß auch nur die geringsten Anzeichen eines Lungenödems aufgetreten wären. Angesichts des niedrigen Blutvolumens und des Autopsiebefundes kamen wir zu dem Schluß, daß eine massive Ringerlactat-Infusion bei einem übergewichtigen älteren Patienten nach Verlust von über 50 % des Blutvolumens bei Schädel-Hirnverletzung und Thoraxprellungen sowie bei beginnender Aspirationspneumonitis und mäßig schwerer Fettembolie zum Lungenödem führen kann, zumal wenn das Erythrocytenvolumen nicht rechtzeitig ausgeglichen wird.

4. „Congestive Atelectasis"

Ein 16jähriges Mädchen wurde nach einem Reitunfall in den Abendstunden in bewußtlosem Zustand aufgenommen. Die Röntgendiagnostik ergab eine Schädelbasis-Fraktur. – Während der Nacht wurde von einer Schwester ein Blutdruckabfall festgestellt. Der telefonisch verständigte Arzt ordnete, ebenfalls telefonisch, die Verabreichung von 2 Blutkonserven an. Er hatte vor, die Patientin im Laufe des Vormittags persönlich zu untersuchen. Dazu kam es nicht mehr: Um 6 Uhr mogens war die zweite Transfusion beendet worden. Die Patientin hatte vor diesen Transfusionen keine intravenöse Zufuhr erhalten. Um 8 Uhr entwickelte sich ein außerordentlich fulminantes Lungenödem, dem die Patientin trotz heroischer Sofortmaßnahmen in kurzer Zeit erlag. Die Autopsie zeigte eine „congestive atelectasis", sowie eine Schädelbasis-Fraktur.

5. Anurie

Eine junge Patientin mit Mumps hatte entbunden. Die Episiotomie war unter Lokalanesthesie versorgt worden. Ein leichter Blutdruckabfall und ein Pulsanstieg auf 120/min veranlaßten den Geburtshelfer, einen Internisten zu rufen und die Patientin zu isolieren. Noch ehe der Internist sie sah, war die Patientin in einem profunden Schock. Die Verabreichung von 1000 ml Ringerlactat-Lösung innerhalb von 30 min behob den Schock vorübergehend, es mußte jedoch weiterinfundiert werden, um den Kreislauf stabil zu halten. Bei der ohne Verzug durchgeführten Laparotomie fand sich eine Uterusruptur. In der Bauchhöhle waren etwa 2000 ml Blut. Bis zum Ende der Hysterektomie waren insgesamt 3000 ml Ringerlactat-Lösung und 1000 ml Blut verabreicht worden. Wenige Stunden später kam es abrupt zu einer Anurie. Gleichzeitig erschien das Abdomen aufgetrieben, der Blutdruck betrug 80/50 und der Puls 120/min. Es wurde vorgeschlagen, daß die Ringerlactat-Infusion die Niere geschädigt habe, oder daß eine mysteriöse humorale Entgleisung anzuschuldigen sei, schließlich, daß die Mumps zu einem hepatorenalem Syndrom geführt habe.

Endlich wurde die Möglichkeit erwogen, daß eine erneute intraperitoneale Blutung zu dieser plötzlichen kompletten Anurie geführt haben könnte. Unter massiver Zufuhr von Ringerlactat und Blut wurde relaparotomiert. Die Bauchhöhle enthielt etwa 2000 ml Blut, das aus einer arteriellen Blutung stammte. Es wurden 2000 ml Ringerlactat und 1500 ml Blut zugeführt. Der weitere Verlauf war komplikationslos.

6. Wasservergiftung

In der Ära vor der Umstellung der intraoperativen Infusionstherapie kam es während einer Venenligation der linken vena saphena magna bei einem 51jährigen Patienten zu einem Abriß der Vena femoralis. Eine Venenanastomose wurde durchgeführt, und Heparin wurde direkt in die Femoralvene injiziert. Die (unbeabsichtigte) Heparindosis betrug 3000 mg. Daraufhin kam es zu einer langsamen, aber unkontrollierbaren Blutung, so daß im Laufe der Operation (6 Std) 4 Blutkonserven verabreicht werden mußten. Nach Erkennen des Dosierungsfehlers wurden 200 mg Protamin und 600 mg Polybrene® (Hexadimethrinbromid) als Heparinantagonisten verabreicht, und zwar stark verdünnt mit 5%iger Glucose in Wasser. Danach konnte die Blutung kontrolliert werden. Während der Operation erhielt der Patient 3120 ml 5%iger Glucose in Wasser. In der unmittelbaren postoperativen Phase fand man einen systolischen Blutdruck um 70 mmHg, starke Nausea und zeitweilige Cyanose. Der intravenöse Dauertropf von 5%iger Glucose in Wasser wurde unter Zusatz von Levarterenol fortgesetzt, um den Blutdruck zu regulieren. Trotz eines zufriedenstellenden Blutdrucks erschien der Patient aschfarben, die Haut der Extremitäten war kalt und feucht. Er wurde in Kopftieflagerung (Trendelenburg) gehalten.

9 Std nach Beendigung der ersten Operation mußte ein großes Hämatom im Operationsgebiet ausgeräumt werden. Die Verabreichung von Levarterenol und 5%iger Glucose in Wasser wurde fortgesetzt und mußte beschleunigt werden, da es immer schwieriger wurde, den Blutdruck damit auf einem zufriedenstellenden Niveau zu halten. 4 Std nach der zweiten Operation war der Blutdruck zeitweilig nicht zu messen und die Levarterenolverabreichung wurde weiter beschleunigt. 22 Std nach Beginn der ersten Operation wurde der Allgemeinzustand des Patienten als „kritisch" bezeichnet: Der Blutdruck war 70/50 mmHg, der periphere Puls konnte nicht palpiert werden, es bestand eine *Anurie*. Die Gesamtzufuhr bis zu diesem Zeitpunkt betrug 2000 ml Blut und 6000 ml 5%ige Glucose in Wasser. Wie später bekannt wurde, zeigte die Serum-Elektrolytbestim-

mung zu diesem Zeitpunkt folgende Werte: Natrium 125 mval/l, Chlorid 87 mval/l, Kalium 4,8 mval/l und CO_2-Gehalt 17 mMol/l.

Ein Versuch, die Harnblase zu katheterisieren war erfolglos und führte zu einer leichten Blutung aus der Urethra. Der herbeigerufene Urologe war in der Lage, einen Katheter in die Blase einzuführen, er fand, daß die Urethra nach rechts verlagert war. Es entleerten sich 200 ml Urin von der Farbe des dunklen Bernsteins. Der Urologe schlug vor, den Patienten mit Verdacht auf eine distale Tubulusnekrose zu beobachten, und seine Einfuhr auf Ausfuhr plus 600–700 ml (zur Abdeckung insensibler Verluste) zu beschränken, sowie Blut und Elektrolyte streng zu vermeiden.

Entgegen diesem Rat wurden 1000 ml Blut verabreicht (Gott sei Dank!). Danach betrug der Blutdruck ohne weitere Levarterenolgaben 90/60 mmHg, der Puls blieb bei 120/min. In 4 Std wurden 50 ml dunklen Urins ausgeschieden. Die Verabreichung von weiteren 500 ml Blut führte zu einem Blutdruck von 100/60 mmHg und einer Pulsrate von 100/min, sowie leicht vermehrter Urinausscheidung, die in den folgenden 24 Std etwa 500 ml betrug. In den ersten 36 Std nach Beginn der Operation erhielt dieser Patient 7500 ml 5%iger Glucose in Wasser. Zu diesem Zeitpunkt wurden ihm nach Bekanntwerden der Serum-Elektrolytwerte nur sehr zögernd 500 ml 0,9% („physiologische") Kochsalzlösung zugeführt, d. h. 77 mval Natrium, denn die postoperative Natriumretention war sehr gefürchtet. Die danach erhobenen Elektrolytwerte ergaben: Natrium 118 mval/l, Chlorid 87 mval/l, Kalium 5,3 mval/l und CO_2-Gehalt 20 mMol/l.

Erst 48 Std nach Beginn der ersten Operation entschloß man sich, die Hyponatriämie und Wasserintoxikation energisch zu behandeln. Das Harnzeitvolumen betrug 20 ml/Std, als 250 ml einer hypertonen (5%igen) Kochsalzlösung verabreicht wurden. Innerhalb von 2 Std *verzehnfachte* sich das Harnzeitvolumen, die 24 Std-Ausscheidung betrug 4000 ml.

72 Std post operationem war der Kreislauf stabil, mit einem Blutdruck von 120/80 mmHg und einer Pulsrate von 90/min. Der Allgemeinzustand des Patienten war gut. Sein Hämoglobin betrug zu diesem Zeitpunkt 6,5 g%, sein Hämatokrit war 20. Die bis dahin erhobenen niedrigsten Werte während des kritischen postoperativen Verlaufes waren ein Hämoglobin von 11,3 gm% und ein Hämatokrit von 35, bei Ausgangswerten von 15,8 gm% Hämoglobin und Hämatokrit 45. Der weitere Verlauf war komplikationslos.

Dieser Fall wurde zum Wendepunkt in unserer intraoperativen Infusionstherapie, denn er erwies offensichtlich, daß die Verabreichung von Natrium beim Frischoperierten weitaus ungefährlicher ist, als die Zufuhr von elektrolytfreiem Wasser. Weiterhin haben wir uns entschlossen, in jedem Falle einer schweren Oligurie oder einer Anurie, besonders nach vorangegangener Osmotherapie und schweren Flüssigkeitsverlusten, zunächst das extracelluläre Volumen energisch aufzufüllen, beim Erwachsenen mit 1–2 l Ringerlactat-Lösung. Kommt der Harnfluß unter dieser Therapie

nicht in Gang, so muß zunächst eine mechanische Verlegung der Harnwege ausgeschlossen werden, ehe ein renales Geschehen angeschuldigt
wird. In Fällen einer (meist iatrogenen) Wasserintoxikation bedarf es einer
hypertonen Salzlösung, um die Nierenfunktion wiederherzustellen. Wir
halten den „Wasserstoß" und die Verabreichung hypotoner Lösungen bei
der Anurie für kontraindiziert. Das gilt in vermehrtem Maße für die Wasserintoxikation, wo auch eine *isotone* Lösung kontraindiziert ist.

7. Verbrennungsschock

Unsere Erfahrungen mit Verbrennungen waren sehr gering. In einem
Falle wurden 2 Kinder im Alter von $1^1/_2$ und $2^1/_2$ Jahren beim Baden ver-
brüht, als das ältere Kind den Heißwasserhahn aufdrehte. Schwere Ver-
brühungen betrafen in beiden Fällen 30–50 % der Körperoberfläche. Nach
der sofort erfolgten Notaufnahme wurde mit der intravenösen Therapie
nach der Brooke- oder Evans-Formel begonnen. Innerhalb kurzer Zeit
starben beide Kinder im Schock, während der behandelnde Arzt immer noch
vorsichtig die angewendete Infusionsformel überprüfte.

Mit der weit weniger komplizierten zielbewußten Zufuhr von Ringerlactat hätten die Kinder wahrscheinlich den Schock überlebt, und hätten
dann aus einer späteren Kolloidtherapie evtl. Nutzen ziehen können. Man
verabreicht Ringerlactat im Schock nach Bedarf, wie er sich aus dem
klinischen Bild ergibt, wenn nötig „im Strahl" und nicht nach irgendwelchen
Formeln. Das gilt für den Verbrennungsschock sowohl wie auch für den
hämorrhagischen oder anderweitigen Volumenmangel-Schock.

8. Ein Beispiel angewandter Schulweisheit

In einem anderen Fall wurde bei einem 63jährigen, 80 kg schweren
Patienten in einer 8stündigen Notfalloperation ein rupturiertes Aorten-
aneurysma reseziert und die Bauchaorta unterhalb der Nierenarterien mit
einer Teflon-Y-Prothese ersetzt. Der Blutverlust betrug 16000 ml, 30 Blutkonserven wurden verabreicht. Die gleichzeitig durch separate Infusions-
stellen zugeführte Ringerlactat-Infusion betrug 7000 ml. Vor der Operation hatte der Patient bereits 1000 ml Kochsalzlösung und 1000 ml Ringerlactat-Lösung erhalten, sowie 2300 ml 5 %ige Glucose in Wasser.

Am Ende der Operation betrug die gesamte Flüssigkeitszufuhr in einem
Zeitraum von 15 Std: 9000 ml isotoner Salzlösung, 2300 ml 5 %iger Glucose
in Wasser, 400 ml Mannitlösung 25 %ig, 50 ml $NaHCO_3$ (44 mval), und 10 ml
Calcium-Gluconat. In Erwartung eines „unausbleiblichen" Lungenödems (!)
wurden dem Patienten in den folgenden 9 Std weitere 2000 ml 5 %ige
Glucose in *Wasser* zugeführt (davon 1000 ml in 1 Std), um „der Niere
genug freies Wasser zur Ausscheidung des überschüssigen Salzes" zur Ver-

Tabelle 5. *Flüssigkeits- und Elektrolytbilanz bei einem 63jährigen, 80 kg schweren Patienten nach Aortenresektion*

Ausfuhr:	OP	1.	2.	3.	4.	5.	6.
Perspir. ins.	2000	1500	1500	1500	1500	1500	1500
Urinmenge	1550	450	800	1550	1450	750	900
Perspir. sens.		2000	1000	1000			
Magensonde	250	450	1400	2000	1150	1000	100
Wunddrainage	1000	2450	1250	2250	1850	400	600
Natrium, mval	191	508	363	566	380	151	110
Kalium, mval	86	60	70	101	93	50	49
Wasser	2865	2885	2890	3475	2625	2225	1985
Isoton. Na-Lsg.	1350	3650	2600	4050	2700	1100	800
Einfuhr:							
Endogen. Wasser	1000	1000	500	300	300	300	300
5% Glucose/H_2O	4700	2550	1650	1700	2850	4150	3690
Natrium, mval	(1260)	210	70	364	469	—	64
Kalium, mval	32				40	40	20
Wasser	5700	3550	2150	2000	3150	4450	3690
Isoton. Na-Lsg.	(9000)	1500	500	2600	3350	—	460
Laufende Bilanz:							
Wasser	+2835	+3500	+2760	+1285	+1810	+4035	+6040
Isoton. Na-Lsg.	−1350	−3500	−5600	−7050	−6400	−7500	−7840
Na^+, mval/kg	−2,4	−6,1	−9,8	−12,3	−11,2	−13,1	−13,7
K^+ mval	− 50	− 110	− 180	− 281	− 334	− 344	− 373
Na^+ mval	− 191	− 489	− 782	− 984	− 895	−1046	−1092

Geschätzte Werte:	Konzentrationen		
	Na^+ (mval/l)	K^+ (mval/l)	elektrolytfreies Wasser %
Urin	20 (Mannit!)	50	50
Schweiß	60	10	50
Magensaft	80	10	35
Wunddrainage	140	5	0

Geschätzte Volumina:

Wunddrainage:	200 ml pro Verbandwechsel.
Perspiratio insensibilis:	Aus Körperoberfläche und -temperatur.
Perspiratio sensibilis:	1000 ml pro Schweißausbruch.
Endogenes Wasser:	Aus Wasserbilanz und Serum-Natriumwert.
Extracelluläres Defizit:	6000 ml (ca. 43% des EZR), davon 3000 ml präoperativ (milder Schock trotz Infusion).
Ringerlactat-Verlust:	3000 ml mit dem Blutverlust von 16000 ml.

(Die beiden letzten Werte, zusammen 9000 ml isotoner natriumhaltiger Flüssigkeit, sind in der Ausfuhrbilanz nicht aufgeführt. Eine diesem Verlust entsprechende Einfuhr erscheint in Klammern und wird nicht mitberechnet.)

Tabelle 6. *Zusätzliche Therapie, die einen Einfluß auf den Wasser- und Elektrolyt-haushalt hatte (s. Verlauf nach Aortenresektion)*

	OP	1.	2.	3.	4.	5.	6.
Mannit g	100	12,5	37,5	75			
Human-Albumin g					12,5	12,5	37,5
Blutkonserven	30	1					
KCl mval	32				40	40	20
Alt-Insulin I.E.					20	60	40
Digitalis (D-D)		D-D-D-D-D-D-D-D-D-D-D					
NaHCO$_3$ mval	44				132		88
NH$_4$Cl mval						100	
Calcium (mg)	2100						
5 % NaCl-Lsg. ml				200			
Respirator (R-R)	R-R				R	R-R-R-R	

Tabelle 7. *Laborwerte (s. Verlauf nach Aortenresektion)*

Laborwerte	OP	1.	2.	3.	4.	5.	6.
Urin:							
Na mval/l			24	20			
pH						6,0–7,0	
Serum:							
Na mval/l			122	125 115	130	130	130
K mval/l			5,6	5,7	4,4	6,8	4,4
Cl mval/l			96	91	85	93	92
CO$_2$ mMol/l			26	32	40	40	30
Calcium mval/l			4,0	4,0	3,8	3,8	
Phosphor mg %			6,55				
Kreatinin mg %			4,5				
Harnstoff-N mg %	15,7		71	61	45		106
Eiweiß g %				5,4	4,7	4,8	4,1
Albumin g %				3,2	2,9	3,1	3,0
Globulin g %				2,2	1,8	1,7	1,1
Blut:							
Hämoglobin g %	13,4	15,3	14,7	13,7	13,0	11,4	10,0
pH						7,5	
pCO$_2$ (Torr)						52	
SaO$_2$ (Spontanatmung, Raumluft)							64 %
(Spontanatmung, 80 % O$_2$)							77 %

fügung zu stellen. Damit wurde die gesamte elektrolytfreie Wasserzufuhr dieses Tages auf 4700 ml gebracht. Es zeigte sich keine Spur von einem Lungenödem.

Auffallend war eine starke Wunddrainage sowohl von der großen thorako-abdominalen Inzision als auch vom Thorax-Drain. Allein in den ersten 4 Tagen mußten die Krankenschwestern vierzigmal (!) die Verbände und täglich dreimal die Bettwächse wechseln. Die dadurch entstandenen isotonen natriumhaltigen Verluste blieben unersetzt, während gleichzeitig übermäßige Mengen elektrolytfreien Wassers zugeführt wurden.

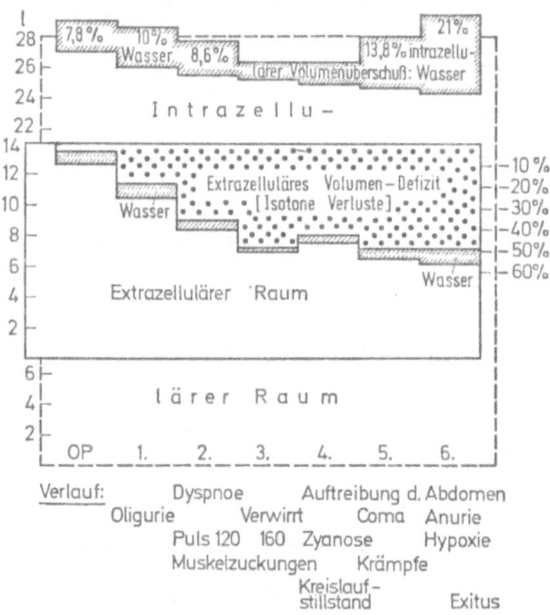

Abb. 18. Flüssigkeitsräume nach einer Aortenresektion (s. Text und Bilanzen, Tab. 5–7). Die im Verlauf aufgezeichneten Symptome erklären sich zwanglos aus den hier dargestellten Veränderungen. Die Auswirkungen der Wasservergiftung wurden jedoch durch eine viertägige Mannittherapie teilweise verschleiert. Das am Operationstag durch Sequestrierung entstandene und mit Ringerlactat ersetzte extracelluläre Defizit von 6000 ml wurde im weiteren Verlauf nicht wieder mobilisiert. Eine Erklärung dafür liegt in einer vermutlichen Peritonitis oder in einer Unterschätzung der Wunddrainage. Wahrscheinlich liegt eine Kombination dieser beiden Faktoren vor

Am *Operationstag* entsprach die Flüssigkeitszufuhr einer $^2/_3$ *Elektrolytlösung,* danach in den *ersten 4 Tagen* einer *Halbelektrolytlösung,* während an den *letzten beiden Tagen* fast *ausschließlich elektrolytfreies Wasser* verabreicht wurde. Die angeblichen Gründe für diese eigenartige Therapie und ihr

Resultat gehen aus dem hier kurz skizzierten postoperativen Verlauf hervor, dem eine tabellarische Übersicht der Bilanzen, der Theapie und der Laboruntersuchungen sowie eine Abbildung der Flüssigkeitsräume beigefügt sind (Tab. 5–7, Abb. 18).

Postoperativer Verlauf nach Aortenresektion

1. Tag: Starke Wunddrainage, mäßiges Schwitzen. Harnzeitvolumen bis 15.00 Uhr durchschnittlich 60 ml/Std. Danach Einsetzen einer Oligurie mit einem durchschnittlichen Harnzeitvolumen von 14 ml/Std (Minimum 5 ml/Std) für die nächsten 16 Std. Kreislauf und Allgemeinzustand im übrigen zufriedenstellend.

Verlaufsnote: „Der Patient hat am heutigen Nachmittag eine Oligurie (5–15 ml Urin/Std). Seine Venen sind voll und der Venendruck ist erhöht. (Bem.: Es bestand keine Möglichkeit, den zentralen Venendruck zu messen.) Ich glaube, daß ein mildes Herzversagen vorliegt, wodurch zum Teil auch die Oligurie erklärt wird. Mannit kann leider ohne vorherige Digitalisierung nicht verabreicht werden, da die Gefahr eines Lungenödems damit noch verstärkt werden würde. Entschluß zur Digitalisierung."

Therapie: Neben Digitalis erhält der Patient eine Blutkonserve (!) sowie 4050 ml Flüssigkeit (!) und später Mannit. (Bem.: Bei einem drohenden Lungenödem müßte diese Therapie als äußerst gewagt angesehen werden.)

2. Tag: Starke Wunddrainage, mäßiges Schwitzen, Harnzeitvolumen unter fortgesetzter Mannitverabreichung durchschnittlich 34 ml/Std, jedoch Harnstoff-N 71 mg % und Kreatinin 4,5 mg %. Puls 120/min, regelmäßig. Auftreten einer Dyspnoe, die durch Sauerstoffzufuhr behoben wird. Der Serum-Natriumwert von 122 mval/l wird für einen Laborfehler gehalten und eine Wiederholung dieser Bestimmung wird für den *nächsten Tag* angeordnet.

3. Tag: Starke Wunddrainage, mäßiges Schwitzen. Harnzeitvolumen unter fortgesetzter Mannittherapie durchschnittlich 64 ml/Std, Harnstoff-N 61 mg %. Der Patient ist stark verwirrt und desorientiert, zupft fortwährend an seiner Bettwäsche und hat unwillkürliche Muskelzuckungen. Die Haut der Extremitäten erscheint marmoriert. Verstärkte Dyspnoe. Der Puls ist zuweilen unregelmäßig, die Frequenz steigt vorübergehend auf 160/min. Ein Internist wird hinzugezogen.

Ein dickflüssiges, braun-grünes Sputum wird expektoriert. Der Serum-Natriumwert liegt bei 125 mval/l: 200 ml einer 5 %igen Kochsalzlösung werden verabreicht.

4. Tag: Starke Wunddrainage, Auftreibung des Abdomens, ausgeprägte Dyspnoe mit zunehmender Cyanose. Der Patient ist völlig desorientiert und stark agitiert. Das durchschnittliche Harnzeitvolumen beträgt 61 ml/Std (die Zufuhr von Mannit wurde am Vortage nach einer Tagesdosis von 75 g abgesetzt).

Angesichts der lebensbedrohlichen Situation wird mit der raschen Infusion einer isotonen natriumhaltigen Lösung begonnen. Diese Maßnahme wird jedoch unterbrochen und zieht eine strenge Kritik und Verurteilung nach sich: „Dem Patienten ist zusätzliche Flüssigkeit (700 ml) verabreicht worden: Leichtes präsakrales Ödem, Atmung erschwert. Kein Anhalt für einen schweren Elektrolyt- oder Wassermangel."

Der Internist ist nicht ganz derselben Meinung: „Harnausscheidung auch ohne Mannit gut. Atmung erschwert, *Puls jedoch langsamer, Lunge trocken*. Präsakrales und ausschließlich linksseitiges prätibiales Ödem (über der Venaesectio)."

Der Serum-Natriumwert von 115 mval/l wird als „unglaubhaft" zurückgewiesen. Die spätere Kontrollbestimmung zeigt einen Wert von 130 mval/l.

In der Zwischenzeit kommt es um 19.30 Uhr im Beisein des Chirurgen und des Anaesthesiologen infolge einer ventrikulären Fibrillation zu einem Kreislaufstillstand, der mit den Sofortmaßnahmen der Wiederbelebung erfolgreich behandelt wird. Dabei bietet sich die Gelegenheit, dem Patienten 132 mval Natriumbicarbonat in 150 ml Flüssigkeit zu verabreichen und ihn über einen endotrachealen Tubus für einige Zeit kontrolliert zu beatmen.

Der Allgemeinzustand nach der Wiederbelebung ist zunächst zufriedenstellend: Der Patient ist gut ansprechbar und orientiert, der Blutdruck 120/70 mmHg und die Pulsrate 108/min. Jedoch zeigt sich eine neu hinzugetretene Komplikation, als Folge der (unsachgemäß durchgeführten?) Thoraxkompression: Eine Sternalfraktur sowie eine linksseitige Rippenserienfraktur oder costochondrale Separation am linken Sternalrand. Es besteht eine lokal begrenzte paradoxe Atmung.

Der Vorschlag einer Dauerbeatmung über eine Tracheotomie oder einen nasotrachealen Tubus wird als unnötig und „viel zu heroisch" abgelehnt. Gegen Mitternacht entschließt man sich, die Atmung des Patienten mit Hilfe eines Bennett-Respirators zu assistieren. Zu diesem Zweck wird eine Maske über Mund und Nase des Patienten fest angeschnallt, mit Klebstreifen „lecksicher" gemacht und über die Atemschläuche mit dem Respirator verbunden. Unter dieser „Therapie" wird der Patient äußerst unruhig und scheint zuweilen am Rande einer Konvulsion zu stehen. Der Puls steigt auf 160/min und wird unregelmäßig. Nach wenigen Stunden zeigt der Patient keine Reaktion mehr, außer einem leichten Flattern der Augenlider.

5. Tag: Zustand um 6.30 Uhr: Coma, Bradykardie, Cyanose, Blutdruck nicht meßbar. Das EKG zeigt eine Verbreiterung des QRS-Komplexes und eine maximal verlängerte Q-T-Dauer. Nach endotrachealer Intubation wird über den liegenden Tubus eine kontrollierte Beatmung durchgeführt. Im Laufe des Vormittags werden mehrfach unwillkürliche ruckhafte Bewegungen des ganzen Körpers beobachtet. Um 14.50 Uhr ist der pH 7,5, der pCO_2 beträgt 52 Torr und der „Base Excess" $+$ 16 mval/l. Unter fortgesetzter Beatmung erscheint der Allgemeinzustand des Patienten in den Abendstunden verbessert, zuweilen werden Muskelzuckungen und Rigidität beobachtet.

Der Patient erhält an diesem Tage 4000 ml 5 %ige Glucose in Wasser. Die Elektrolytzufuhr besteht aus 100 mval NH_4Cl und 40 mval KCl.

6. Tag: Um 7.00 Uhr ist der Kreislauf während der kontrollierten Beatmung stabil, die Hautfarbe ist rosig, der Patient erscheint ansprechbar: Er bewegt auf Kommando die Arme und öffnet und schließt die Augenlider. (Der endotracheale Tubus verhindert die verbale Unterhaltung.) Um 8.30 Uhr wird die Respiratorbehandlung abgebrochen und der Patient wird extubiert. Verlaufsnote: „Teile der Lunge werden nur schlecht ventiliert und haben kaum ein Atemgeräusch. Endotrachealtubus entfernt: Nunmehr viel besseres Atemgeräusch! Während vorher (im EKG-Sichtgerät) zahlreiche prämature ventrikuläre Komplexe auftraten, sind dieselben nach intravenöser Verabreichung von Magnesium und nach Entfernung des Endotrachealtubus verschwunden. Beim Absaugen der Trachea tritt eine erhebliche Tachykardie auf (120–140/min). Ansonsten geht es dem Patienten gut, er erscheint jedoch *heute leicht dehydriert.* Über dem unteren Teil des Sternums ist äußerlich eine Gipsplastik angeklebt worden, um die paradoxe Atmung zu beseitigen."

Die Spontanatmung des Patienten ist mühsam und flach, die Nagelbetten sind cyanotisch. Die arterielle Sauerstoffsättigung beträgt 64 %, bei Spontanatmung einer sauerstoffreichen Atmosphäre steigt sie auf 77 %. Die parenterale Zufuhr besteht an diesem Tage aus 4000 ml Glucose (5 %) in Wasser, 88 mval Natriumbicarbonat und 20 mval Kaliumchlorid. Es besteht eine starke, faulriechende Wunddrainage.

Um 11.00 Uhr ist der Patient bereits nicht mehr ansprechbar. Der exitus letalis tritt am folgenden Tag um 5.50 Uhr ein. Die Angehörigen verweigern die Genehmigung zur Autopsie.

Unmittelbare Todesursache: Respiratorische Insuffizienz als Folge einer Rippenserien- und Sternalfraktur nach Wiederbelebung.

Primäre Todesursachen: 1. Extracelluläres Volumendefizit
                       2. Wasservergiftung
                       3. Peritonitis?

Schlußfolgerungen und Zusammenfassung

Die extracelluläre Flüssigkeit bildet mit der Zelle eine funktionelle Einheit. Der Zellstoffwechsel wird von der Zusammensetzung, der freien Beweglichkeit und vor allem von dem Volumen dieser Flüssigkeit in größerem Maße beeinflußt als von dem Flüssigkeitsvolumen im Innern der Zelle, wo der Stoffwechsel und der damit verbundene Sauerstoffverbrauch stattfinden.

Der Verlust von einem Drittel der funktionellen extracellulären Flüssigkeit ist bereits lebensgefährlich. Er geht einher mit einer mehr als 30 %igen Verminderung des Sauerstoffverbrauchs, Stoffwechselstörungen, Acidose, Beeinträchtigung der Nierenfunktion, Verminderung des Plasmavolumens und Versagens der Lymphzirkulation. Diese Faktoren potenzieren sich gegenseitig in einem circulus vitiosus und führen damit zum klinischen Bilde des schweren Schocks und nicht selten zum Tode.

Die ausschließliche Wiederherstellung des Blutvolumens bewirkt oft eine zeitweilige Verbesserung des Gesamtzustandes, erfordert aber häufig eine willkürliche Überinfusion mit Kolloiden oder Blutkonserven. Der daraus resultierende Überschuß an Kolloiden und Erythrocyten kann gelegentlich die Überlebenschancen des Patienten weiterhin reduzieren.

Im Gegensatz dazu ist der akute Verlust von einem Drittel des Erythrocytenvolumens oder der Plasmakolloide gänzlich ungefährlich und kann ungestraft und auf die Dauer ignoriert werden, solange das funktionelle extracelluläre Volumen aufrecht erhalten oder um 10–20 % vergrößert wird. Dies geschieht zweckmäßig durch die freigiebige Zufuhr einer kristalloiden, isotonen, bilanzierten Salzlösung wie z. B. Hartmann's-Lösung oder Ringerlactat. Eine Vergrößerung des funktionellen extracellulären Volumens um 30 % ist ungefährlich und führt in der Regel noch nicht einmal zu klinisch entdeckbaren peripheren Ödemen. Treten solche Ödeme auf, so sind sie eher von kosmetischer als von klinischer Bedeutung.

Nach jahrelangen klinischen Erfahrungen mit einer solchen Therapie haben wir wenig Grund zu der Annahme, daß die Wiederherstellung oder mäßige Vergrößerung des funktionellen extrazellulären Volumens auch nur die geringste Belastung des Kreislaufs oder Behinderung des Sauerstofftransports bewirkt. Im Gegenteil, akutes Herzversagen oder Schock werden oft durch ein extracelluläres Volumendefizit hervorgerufen oder aggraviert, und der Ersatz dieses Defizits ist unter diesen Umständen nicht nur vorteilhaft sondern unerläßlich. Das gilt in ganz besonderem Maße auch für herzkranke Patienten.

Wir kommen zu der Folgerung, daß bei einem Blutverlust gewisse Bestandteile des Blutes verlorengehen. Diese sind, aufgezählt in der Reihenfolge ihrer Bedeutung für das Überleben des Patienten:

1. Extracelluläre Flüssigkeit (Salzwasser),
2. Erythrocyten und
3. Plasma-Eiweiß (Kolloide).

In vielen Kliniken besteht der ungerechtfertigte, jedoch traditionelle Brauch, bei der Ersatztherapie die entgegengesetzte Reihenfolge einzuhalten, nämlich:

1. Kolloide und Plasma
2. Erythrocyten und mehr Plasma, endlich
3. (wenn überhaupt) extracelluläre Flüssigkeit in der Form natriumhaltiger kristalloider Lösungen.

Die gefährlichste Therapie wird zuerst und zum Ersatz des am wenigsten kritischen Defizits angewendet, während das ausschlaggebende Defizit oft ignoriert, ja sein Ersatz mit natriumhaltigen Lösungen sogar sorgfältig vermieden wird! Diese seltsame Therapie erscheint um so mehr vernunftwidrig, als ein ausreichender Ersatz des extracellulären Defizits allein ausreicht, um in den meisten Fällen die gefährliche und teure Verabreichung von Kolloiden und Blut gänzlich zu ersparen.

Die beste Einsparung von Bluttransfusionen wird erreicht, wenn das extracelluläre Volumen schon vor Beginn des Blutverlustes vorübergehend erhöht werden kann. Der durchschnittliche erwachsene chirurgische Patient kommt infolge der prä-operativen Flüssigkeitskarenz bereits mit einem extracellulären Defizit von 1,5 l auf den Operationstisch. Die Verabreichung von 2 l isotoner Ringerlactat-Lösung in der ersten Stunde der Anaesthesie ist daher angezeigt und sinnvoll. Glücklicherweise verhindern die Wasser- und Natriumretention eine sofortige Ausscheidung dieser Zufuhr und ermöglicht damit eine vorübergehende Expansion des extracellulären Raumes. Natriumtoleranz und -bedarf des chirurgischen Patienten überschreiten den normalen Tagesbedarf um ein Mehrfaches.

So wünschenswert und ungefährlich die Expansion des extracellulären Volumens mit isotoner Ringerlactat-Lösung ist, so gefährlich ist die Verabreichung von 5 %iger Glucose in Wasser beim akut erkrankten und beim chirurgischen Patienten. Die Retention einer elektrolytfreien Wassermenge, die etwa 30 % des normalen funktionellen extracellulären Volumens entspricht, führt zu einer schweren Wasservergiftung (die nur selten diagnostiziert wird) und häufig zum Tode des Patienten. Bei einem Schwerkranken kann bereits die Zufuhr von nicht mehr als 20 ml pro Stunde einer 5 %igen Glucoselösung in Wasser zur Retention von elektrolytfreiem Wasser führen. Ein extracelluläres Volumendefizit erhöht die Gefahr der Wasserintoxikation, so daß in diesem Falle sogar das Vorliegen einer Hyperosmolarität keinen Anlaß zur Verabreichung von 5 %iger Glucose in Wasser darstellt. Da jedoch nach Trauma häufig eine Hypoosmolarität gefunden wird, besteht für die Zufuhr einer solchen Lösung am Tage der Operation keinerlei Rechtfertigung. Es liegt ferner kein Grund vor zu der Annahme, daß Patienten mit Herz-, Lungen-, Nieren- oder Hirnerkrankungen eine Wasservergiftung besser tolerieren als andere Kranke. Im Gegenteil, diese Patienten werden durch die Retention von Wasser eher gefährdet als andere. Die parenterale Lösung von 5%iger Glucose in Wasser sollte aus dem Operationssaal verbannt werden! Es erscheint sogar fraglich, ob in der Medizin überhaupt eine Rechtfertigung für die parenterale Verabreichung einer solchen Lösung vorliegt oder jemals vorgelegen hat.

Zusammenfassend wird festgestellt, daß in der heutigen operativen Flüssigkeitstherapie die schnelle Wiederherstellung und Aufrechterhaltung sowie die gelegentliche Expansion des extracellulären Volumens mit einer isotonen, natriumhaltigen, kristalloiden Lösung (z. B. Ringerlactat-Lösung) an erster Stelle stehen sollte, während der Ersatz von Erythrocyten (Vollblut oder Konzentrat) erst an zweiter Stelle in Frage kommt. Für die Anwendung von Plasma und kolloidalen Lösungen besteht gewöhnlich keine akute Indikation. Hypotone Elektrolytlösungen dürfen nur langsam und in begrenzten Mengen verabreicht werden, um eine Wasservergiftung zu vermeiden. Sie sind daher im akuten Geschehen ungeeignet, während 5 %ige Glucose in Wasser absolut kontraindiziert ist.

Summary and Conclusions

A review of the literature and practical clinical experiences show that, in the past 25 years, much of our operative fluid therapy and treatment of shock have been governed by fundamental errors rather than by common sense.

Unrecognized water-intoxication and the observation of postoperative sodium retention have led to the false conclusion that the traumatized patient has a decreased tolerance for sodium, and that its administration is contraindicated postoperatively. It appears, however, that sodium retention is a sign of increased sodium need, and that it indicates a sodium tolerance which often exceeds many times the normal daily sodium requirement.

The sodium retention after trauma and operations must be considered an *indication* for the administration of an isotonic sodium-containing solution. It is better to give too much, than to give too little!

The opposite is true of water retention. It is far safer not to give any, than to give too much, free water. It is a widely held, but erroneous opinion, that the minimum requirement for electrolyte-free water is increased with trauma. In fact, however, the normal minimum water requirement may be reduced by 80% of and the normal maximum water tolerance may be reduced by 97%. The administration of electrolyte-free water is fraught with danger: Waterintoxication is often fatal.

Withholding of sodium during and after operations is an error of omission, but administration of too much free water is an error of commission!

Intra- and postoperative administration of 5% Glucose in water and withholding of sodium results in oliguria and ill-advised use of osmotic diuretics. It also leads to poor hemodynamics and unnecessary blood transfusions, and lends support to the superstitious belief that circulating volume can only be replaced with a protein- or colloid-containing solution. Such therapy, however, does violence to nature.

No matter how high the total amount of plasma protein in the body, a deficit in extracellular fluid volume soon leads to a plasma volume deficit, and blood loss always leads immediately to a deficit in extracellular fluid volume (plasma is extracellular fluid). The body has no known mechanism by which it can suddenly increase its total supply of plasma protein in order to correct its blood volume. Instead, it accomplishes this correction by way of sodium retention and subsequent increase in extracellular fluid volume, thereby increasing the plasma volume at the same time. The lymphatic circulation helps to maintain a physiological distribution of plasma protein between interstitial and intravascular space.

If intravenous protein- or colloid-therapy is instituted in the face of a large extracellular deficit, a derangement of the capillary filtration and reabsorption mechanism results in an impaired lymphcirculation. The consequences can be catastrophic. Therefore, all volume replacement therapy should start with the "primary" correction of extracellular volume. The "ideal" primary replacement solution is Ringer's lactate.

Literatur

1. ACKERMANN, G. L., and E. LIPSMEYER: Irreversible Brain Damage After Water Intoxication. J.A.M.A. **196**, 286 (1966).
2. AHNEFELD, F. W., M. HALMÁGYI u. K. ÜBERLA: Untersuchungen zur Bewertung kolloidaler Volumenersatzmittel. Anaesthesist **14**, 137 (1965).
3 ALLEN, J. G.: The Advantages of the Single Transfusion. Ann. Surg. **164**, 475 (1966).
4. ANDERSON, C. H., M. McCALLY, and G. L. FARRELL: The Effects of Atrial Stretch on Aldosterone Secretion. Endocrinology **64**, 202 (1959).
5. ARIEL, I. M.: Effects of a Water Load Aministered to Patients During the Immediate Post-Operative Period. Arch. Surg. **62**, 303 (1951).
6. —, and F. MILLER: The Effects of Hypochloremia Upon Renal Function in Surgical Patients. Surgery **28**, 552 (1950).
7. —, A. S. KREMAN, and O. H. WANGENSTEEN: An Expanded Interstitial (Thiocyanate) Space in Surgical Patients. Surgery **27**, 827 (1950).
8. AQUILINA, S., and W. L. WINFIELD: The Use of Plasma Volume Determinations as a Guide to Saline Administration in Surgical Patients. Surg. Gynec. Obstet. **91**, 311 (1950).
9. ASKROG, V.: Cardiovascular Response of Normal Anesthetized Man to Rapid Infusion of Saline. Brit. J. Anaesth. **38**, 455–458 (1966).

10. BAKEY, L., J. D. CRAWFORD, and J. C. WHITE: Effects of Intravenous Fluids on Cerebrospinal Fluid Pressure. Surg. Gynec. Obstet. **99**, 48 (1954).

11. BARTHOLOMEW, L. G., and D. A. SCHOLZ: Reversible Post-Operative Neurological Symptoms: Report of Five Cases Secondary to Water Intoxication and Sodium Depletion. J.A.M.A. **162**, 22 (1956).

12. BARTTER, F. C.: The Role of Aldosterone in Normal Homeostatis and in Certain Disease States. Metabolism **5**, 369 (1956).

13. BARTTER, D. C., I. H. MILLS, and D. S. GANN: Increase in Aldosterone Secretion by Carotid Artery Constriction in the Dog and Its Prevention by Thyrocarotid Arterial Junction Denervation. J. clin. Invest. **39**, 1330 (1960).

14. BARRY, K. D., R. I. MAZZE, and F. D. SCHWARTZ: Prevention of Surgical Oliguria and Renal-Hemodynamic Suppression by Substaining Hydration. New England J. Med. **270**, 1371 (1964).

15. BEARD, J. W., and A. BLALOCK: Experimental Shock – The Composition of the Fluid that escapes from the Blood Stream After Mild Trauma to an Extremity, After Trauma to the Intestines, and After Burns. Arch. Surg. **22**, 617 (1931).

16. BERNARDS, W. C.: Fluids and the Surgical Patient. Unpublished Lecture-Syllabus, Dept. of the Airforce, Wilford Hall, USAF-Hospital (AFSC), Lackland Air Force Base, Texas.

17. BERRY, B., and C. SANISLAW: Clinical Manifestations and Treatment of Congestive Atelectasis. Arch. Surg. **87**, 153 (1963).

18. BIGLIERI, E. G., and W. F. GANONG: Effect of Hypophysectomy on Adrenal Cortical Response to Bilateral Carotid Constriction. Proc. Soc. exp. Biol. **106**, 806 (1961).

19. BLALOCK, A.: Trauma to the Intestines – The Importance of the Local Loss of Fluid in the Production of Low Blood Pressure. Arch. Surg. **22**, 314 (1931).

20. BLAND, J. H.: Clinical Metabolism of Body Water and Electrolytes. Philadelphia and London: W. B. Saunders Co. 1963.

21. BOYAN, C. P., and W. S. HOWLAND: Cardiac Arrest and Temperature of Bank Blood. J.A.M.A. **183**, 58 (1963).

22. BRISMAN, R., L. C. PARKS, and D. W. BENSON: Pitfalls in the Clinical Use of Central Venous Pressure. Arch. Surg. **95**, 902 (1967).

23. BRISTOL, W. R.: The Relation of Sodium Chloride Depletion to Urine Excretion and Water-Intoxication. Amer. J. med. Sci. **221**, 412 (1951).

24. BROIDO, P. W., H. R. BUTCHER, JR., and C. A. MOYER: A Bioassay of Treatment of Hemorrhagic Shock II: The Expansion of the Volume Distribution of Extracellular Ions During Hemorrhagic Hypotension and its Possible Relationship to Change in the Physical-Chemical Properties of Extravascular Tissue. Arch. Surg. **93**, 537 (1966).

25. CARSTENSEN, E.: Infusionstherapie und parenterale Ernährung in der Chirurgie. Stuttgart: F. K. Schattauer Verlag 1964.

26. CHRISTENSEN, H. N.: Body Fluids and The Acid-Base Balance. Philadelphia and London: W. B. Saunders Co. 1964.

27. COLLER, F. A., R. M. BARTLETT, D. L. C. BINGHAM, W. G. MADDOCK, and S. PEDERSON: The replacement of Sodium Chloride in Surgical Patients. Ann. Surg. **108**, 769 (1938).

28. —, K. N. CAMPBELL, H. H. VAUGHAN, L. V. IOB, and C. A. MOYER: Post-Operative Salt Intolerance. Ann. Surg. **119**, 533 (1944).

29. —, L. V. IOB, H. H. VAUGHAN, N. B. KALDER, and C. A. MOYER: Translocation of Fluid Produced by the Intravenous Administration of Isotonic Salt Solutions in Man Post-Operatively. Ann. Surg. **122**, 663 (1945).

30. COLLER, F. A., and M. S. DE WEESE: Preoperative and postoperative care. J.A.M.A. **141**, 641 (1949).
31. COOPER, D. R., L. V. IOB, and F. A. COLLER: Response to Parenteral Glucose of Normal Kidneys and of Kidneys of Post-Operative Patients. Ann. Surg. **129**, 1 (1949).
32. COPE, O., and S. B. LITWIN: Contribution of the Lymphatic System to the Replenishment of the Plasma Volume following Hemorrhage. Ann. Surg. **156**, 655 (1962).
33. DAVIS, J. O., C. G. CARPENTER, C. R. AYERS, J. E. HOLMAN, and R. C. BAHN: Evidence for Secretion of an Aldosterone Stimulating Hormone by the Kidney. J. clin. Invest. **40**, 684 (1961).
34. —, M. N. PECHET, W. C. BALL, JR., and M. J. GOODKIND: Increased Aldosterone Secretion in Dogs with Right Sided Congestive Heart Failure and in Dogs with Thoracic Inferior Vena Cava Constriction. J. clin. Invest. **36**, 689 (1957).
35. DANOWSKI, T. S., A. W. WINKLER, and J. R. ELKINTON: The Treatment of Shock due to Salt Depletion: Comparison of the Hemodynamic Effects of Isotonic Saline, of Hypertonic Saline and of Isotonic Glucose Solutions. J. clin. Invest. **25**, 130 (1946).
36. DeCOSSE, J. J., H. T. RANDALL, D. V. HABIF, and K. E. ROBERTS: The Mechanism of Hyponatremia and Hypotonicity After Surgical Trauma. Surgery **40**, 27 (1956).
37. DILLON, J., L. J. LYNCH, R. MYERS, and H. R. BUTCHER: The Treatment of Hemorrhagic Shock. Surg. Gynec. Obstet. **122**, 967 (1966).
38. — — — —, and C. A. MOYER: A Bioassay of Treatment of Hemorrhagic Shock I: The Roles of Blood, Ringer's Solution with Lactate and Macromolecules (Dextran and Hydroxyethyl Starch) in the Treatment of Hemorrhagic Shock in the Anesthetized Dog. Arch. Surg. **93**, 537 (1966).
39. DOBERNECK, R. C., M. P. REISER, and C. W. LILLEHEI: Acute Renal Failure After Open Heart Surgery Utilizing Extracorporeal Circulating and Total Body Perfusion. Analysis of 1000 Patients. J. thorac. cardiovasc. Surg. **43**, 441 (1962).
40. DUDLEY, H. F., E. A. BOLING, L. P. LeQUESNE, and F. D. MOORE: Studies in Antidiuresis in Surgery: Effects of Anaesthesia, Surgery, and Posterior Pituitary Antidiuretic Hormone on Water Metabolism in Man. Ann. Surg. **140**, 354 (1954).
41. EICHHOLTZ, F., u. Y. HAGIHARA: Nebenwirkungen der kolloiden Blutersatzmittel. Hippokrates **32**, 248 (1961).
42. ELKINTON, J. R., T. S. DANOWSKI, and A. A. WINKLER: Hemodynamic Changes in Salt Depletion and in Dehydration. J. clin. Invest. **25**, 120 (1946).
43. —, A. W. WINKLER, and T. S. DANOWSKI: The Importance of Volume and Tonicity of the Body Fluids in Salt Depletion Shock. J. clin. Invest. **26**, 1002 (1947).
44. EPSTEIN, F. H.: Renal Excretion of Sodium and the Concept of a Volume Receptor in: Essays in Metabolism. Editor: L. G. WELT. Boston: Little, Brown & Co. 1957.
45. EUFINGER, H.: Diskussionsbemerkung in: Schock und Plasmaexpander. Edit. K. HORATZ und R. FREY. Berlin-Göttingen-Heidelberg-New York: Springer 1964. S. 88.
46. FERNBACH, D. J.: Hazards of unnecessary Blood Transfusion. Anesth. Analg. **40**, 677 (1961).

47. Fieber, W. W., and J. R. Jones: Intraoperative Fluid Therapy with 5 per cent Dextrose in Lactated Ringer's Solution. Anesth. Analg. **45**, 366 (1966); **46**, 401 (1967).
48. Frey, R., u. M. Halmágyi: Erfahrungen mit der Parenteralen Ernährung in der operativen Vor- und Nachbehandlung. Anaesthesiologie und Wiederbelebung 6: Parenterale Ernährung. S. 61–70. Berlin-Heidelberg-New York: Springer 1966.
49. Gann, D. S., and R. H. Travis: Mechanisms of Hemodynamic Control of Secretion of Aldosterone in the Dog. Amer. J. Physiol. **207**, 1095 (1964).
50. Gelin, L. E.: Studies in Anemia of Injury. Acta Chirurgica Scandinavica Supplementum 210 (1956).
51. Graber, I. G., and P. Beaconfield: Metabolic Changes and Therapeutic Considerations in Bilateral Adrenalectomy. Brit. Med. J. **2**, 704 (1955).
52. Grayson, T. L., J. E. White, and C. A. Moyer: Oxygen Consumptions; Concentration of Inorganic Ions in Urine, Serum and Duodenal Fluid, Hematocrits, Urinary Excretions; Pulse rates and Blood Pressure During Duodenal Depletion of Sodium Salts in Normal and Alcoholic Man. Ann. Surg. **158**, 840 (1963).
53. Gruber, U. E.: Blutersatz. Berlin-Heidelberg-New York: Springer 1968.
54. Goldberg, E.: Pathogenesis of Cardiac Edema. N.Y. J. Med. **57**, 2787 (1957).
55. Guyton, A. C.: Textbook of Medical Physiology. 3rd. Ed. Philadelphia and London: W. B. Saunders Co. 1967.
56. Hampers, G. L., D. Prager, and J. R. Senior: Post-Transfusion Anicteric Hepatitis. New England J. Med. **271**, 747 (1964).
57. Hardy, J. D.: The Role of the Adrenal Cortex in the Post-Operative Retention of Salt and Water. Ann. Surg. **132**, 189 (1950).
58. —, and I. S. Ravdin: Some Physiological Aspects of Surgical Trauma. Ann. Surg. **136**, 345 (1952).
59. Hayes, M. A., Coller, et al.: The Neuroendocrine Control of Water and Electrolyte Excretion During Surgical Anaesthesia. Surg. Gynec. Obstet. **95**, 142 (1952).
60. —, R. S. Williamson, and W. F. Heidenreich: Endocrine Mechanics Involved in Sodium Metabolism During Operation and Convalescence. Surgery **41**, 353 (1957).
61. —, and I. S. Goldenberg: Renal Effects of Anesthesia and Operation Mediated by Endocrines. Anesthesiology **24**, 487 (1963).
62. Holmes, J. H.: Studies of Water Exchange in Dogs with Reduced Serum Electrolyte Concentration. Amer. J. Physiol. **129**, 384 (1940).
63. Howland, W. S., O. Schweizer, and C. P. Boyan: Massive Blood Replacement without Calcium Administration. Surg. Gynec. Obstet. **118**, 814 (1964).
64. — — — The Effect of Buffering on the Mortality of massive Blood Replacement. Surg. Gynec. Obstet. **121**, 777 (1965).
65. Ingle, D. S., R. C. Meeks, and K. E. Thomas: The Effect of Fractures Upon Urinary Electrolytes in Non-Adrenalectomized Rats and in Adrenalectomized Rats treated with Adrenal Cortex Extract. Endocrinology **49**, 703 (1951).
66. Jenkins, M. T., R. I. Jones, B. Wilson, and C. A. Moyer: Congestive Atelectasis: A Complication of the Intravenous Infusion of Fluids. Ann. Surg. **132**, 327 (1950).
67. — (Editor): Anesthesia for Patients with Endocrine Disease. Clinical Anesthesia 3 (1963). Oxford: F. A. Davis Co., Blackwell Scientific Publications.

68. Jepson, R. P., A. Jordan, M. J. Levell, and G. M. Wilson: Metabolic Response to Adrenalectomy. Ann. Surg. **145**: 1 (1957).
69. Johnson, H. T., J. W. Conn, V. Iob, and F. A. Coller: Post-Operative Salt Retention and Its Relation to Increased Adrenal Cortical Function. Ann. Surg. **132**, 374 (1950).
70. Just, O., u. H. Lutz: Genese und Therapie des hämorrhagischen Schocks. Stuttgart: Georg Thieme Verlag 1966.
71. Kirchner, E.: s. [70], Ref.: Dtsch. Z. Chir. Kongreßband 1965.
72. Kliman, A.: Presently useful Plasma Volume Expanders. Anesthesiology **27**, 423 (1966).
73. Lambert, J., G. Johnson, and R. M. Peters: Cardiovascular response to electrolyte fluid overload. Surg. Forum **17**, 52 (1966).
74. Lang, K., R. Frey u. M. Halmágyi: Parenterale Ernährung. S. 65. Berlin-Heidelberg-New York: Springer 1966.
75. LeQuesne, L. P.: Fluid Balance in Surgical Practice. 2nd Edit. Chicago: Year Book Publishers Inc. 1957.
76. — Postoperative Water Retention – With Report of a Case of Water Intoxication. Lancet **1**, 172 (1954).
77. —, and A. A. G. Lewis: Post-Operative Water and Sodium Retention. Lancet **1**, 153 (1953).
78. Llaurado, J. G., Dunedin: Clinical Implication of Post-Operative Transient Aldosteronism. J.A.M.A. **167**, 1229 (1958).
79. —, and M. F. A. Woodruff: Post-Operative Transient Aldosteronism. Surgery **42**, 313 (1957).
80. Malrow, P. J., and W. F. Ganong: Role of the Kidney and the Renin-Angiotensin System in the Response of Aldosterone Secretion to Hemorrhage. Circulation **25**, 213 (1962).
81. Mason, A. S.: Metabolic Response to Total Adrenalectomy and Hypophysectomy. Lancet **2**, 632 (1955).
82. McCance, R. A.: Experimental Sodium Chloride Deficiency in Man. Proc. Roy. Soc. Biol. Sci. – Series B **119**, 245 (1935).
83. —, and E. M. Widdowson: The Secretion of Urine in Man during Experimental Salt Deficiency. J. Physiol. **91**, 222 (1937).
84. McClelland, R. N., G. T. Shires, C. A. Baxter, C. D. Coln, and J. Carrico: Balanced Salt Solution in Treatment of Hemorrhagic Shock. Studies in Dogs. J.A.M.A. **199**, 830 (1967).
85. McPhee, I. W.: Metabolic Changes Associated with Operation. Brit. Med. J. **1**, 1023 (1953).
86. Mills, I. H., A. Casper, and E. C. Bartter: On the role of the Vagus in the Control of Aldosterone Secretion. Science **128**, 1140 (1958).
87. Moran, W. H., J. C. Rosenberg, L. Schloff, and B. Zimmermann: The Relationship of Adrenal Steroids to Post-Operative Electrolyte Metabolism. Surgery **46**, 109 (1959).
88. Moore, F. D., R. W. Steunburg, M. R. Ball, G. M. Wilson, and J. A. Myrden: Studies in Surgical Endocrinology I: The Urinary Excretion of 17-Hydroxycorticoids and Associated Metabolic Changes in Cases of Soft Tissue Trauma of Varying Severity and in Bone Trauma. Ann. Surg. **141**, 145 (1955).
89. — Metabolic Care of the Surgical Patient. Philadelphia and London: W. B. Saunders Co. 1959.
90. — Terminal Mechanisms in Human Injury. Amer. J. Surg. **110**, 317 (1965).
91. —, F. J. Dagher, C. M. Boyden, C. J. Lee, and J. H. Lyons: Hemorrhage in Normal Man: I. Distribution and Dispersal of Saline Infusion Follow-

ing Acute Blood Loss: Clinical Kinetics of Blood Volume Support. Ann. Surg. **163**, 485 (1966).

92. MOYER, C. A., H. W. MARGRAF, and W. W. MONAFO, JR.: Burn Shock and Extravascular Sodium Deficiency – Treatment with Ringer's Solution with Lactate. Arch. Surg. **90**, 799 (1965).

93. NELSON, R. M., R. M. POULSON, J. H. LYMAN, and J. W. HENRY: Evaluation of Tris(hydroxymethyl)aminomethane (THAM) in experimental hemorrhagic shock. Surgery **54**, 86 (1963).

94. NEVILLE, W. E., C. COLBY, H. PEACOCK, and T. C. KRONKOWSKI: Superiority of Buffered Ringer's Lactate to Heparinized Blood as Total Prime of Large Volume Disc Oxygenator. Ann. Surg. **165**, 206 (1967).

95. PARKS, C. R.: Operative Fluid Shifts: A Review of the Literature. Anesth. Analg. **45**, 495 (1966).

96. PITTS, R. F.: Physiology of the Kidney and Body Fluids. Chicago: Year Book Medical Publishers 1963.

97. RANDALL, R. E., and S. PAPPER: Mechanism of Post-Operative Limitation in Sodium Excretion: The Role of Extracellular Fluid Volume and of Adrenal Cortical Activity. J. clin. Invest. **37**, 1628 (1958).

98. RAUEN, H. M.: Biochemisches Taschenbuch. Zweiter Teil. Berlin-Göttingen-Heidelberg-New York: Springer 1964.

99. REGELE, H.: Veränderungen der menschlichen Lungen unter maschineller Beatmung. Beitr. path. Anat. **136**, 165–179 (1967).

100. ROBSON, J. S., D. B. HORN, H. A. DUDLEY, and C. P. STEWART: Metabolic Response to Adrenalectomy. Lancet **2**, 325 (1955).

101. ROSENBAUM, J. D., S. PAPPER, and M. A. ASHLEY: Variations in Renal Excretion of Sodium Independent of Change in Adrenocortical Hormone Dosage in Patients with Addison's Disease. J. clin. Endocr. **15**, 1459 (1955).

102. RUSH, B., and B. EISEMAN: Limits of Non-Colloid Solution Replacement in Experimental Hemorrhagic Shock. Ann. Surg. **165**, 977 (1967).

103. SARTORIUS, H.: Klinik und Therapie des Wasser- und Elektrolythaushaltes für die Praxis. Stuttgart: Ferdinand Enke Verlag 1964.

104. SCHNEIDER, M.: Physiologie des Menschen, 15. Aufl. Berlin-Göttingen-Heidelberg-New York: Springer 1964.

105. SCHROEDER, H. A.: Renal Failure Associated with Low Extracellular Sodium Chloride – The Low Salt Syndrome. J.A.M.A. **141**, 117 (1949).

106. SHARE, L.: Acute Reduction in Extracellular Fluid Volume and the Concentration of Antidiuretic Hormone in Blood. Endocrinology **69**, 925 (1961).

107. — Vascular Volume and Blood Level of Antidiuretic Hormone. Amer. J. Physiol. **202**, 791 (1962).

108. —, and M. N. LEVY: Cardiovascular Receptors and Blood Titer of Antidiuretic Hormone. Amer. J. Physiol. **203**, 425 (1962).

109. —, J. B. STADLER, et al.: Alterations in Sodium and K-Metabolism Following Hind Leg Fractures in the Rat: Role of the Adrenal Cortex. Endocrinology **62**, 119 (1958).

110. SHIRES, T., C. J. CARRICO, and D. C. COLN: The Role of Extracellular Fluid in Shock. Internat. Anes. Clinics **2**, 435 (1964). Boston: Little, Brown & Co.

111. —, and D. E. JACKSON: Post-Operative Salt Tolerance. Arch. Surg. **84**, 703 (1962).

112. —, J. WILLIAMS, and F. T. BROWN: Acute Changes in Extracellular Fluid Associated with Major Surgical Procedures. Ann. Surg. **154**, 803 (1961).

113. SIGAARD-ANDERSEN, O.: The Acid-Base Status of the Blood. 2nd Ed Kopenhagen: Munksgaard 1964.
114. SKINNER, S. L., J. W. McCUBBIN, and I. H. PAGE: Renal Baroceptor Control of Renin Secretion. Science **141**, 814 (1963).
115. SMITH, H. W.: Salt and Water Volume Receptors. Amer. J. Med. **23**, 623 (1957).
116. SMITH, L. L., and F. D. MOORE: Refractory Hypotension in Man – Is this Irreversible Shock? New England J. Med. **267**, 733 (1962).
117. STARLING, E. H.: On the Absorption of Fluids from the Connective Tissue Spaces. J. Physiol. **19**, 312 (1896).
118. STOKES, J. M., H. R. BERNARD, and J. BALFOUR: Effects of Experimental Electrolyte Depletion upon Renal Water and Solute Excretion. Arch. Surg. **85**, 540 (1962).
119. STRAUSS, M. B.: Body Water in Man. The Acquisition and Maintainance of the Body Fluids. Boston: Little, Brown & Co. 1957.
120. TAKAORI, M., and P. SAFAR: Treatment of Massive Hemorrhage with Colloid and Crystalloid Solutions: Studies in Dogs. J.A.M.A. **199**, 297 (1967).
121. TASWELL, H. F.: In "Questions and Answers". Anesth. Analg. **44**, 220 (1965).
122. TERRY, R. N., and R. S. TRUDNOWSKI: Intraoperative Fluid Therapy – Relationship to Anesthetic and Surgical Complications. N.Y. State J. med. **64**, 2646 (1964).
123. THURAU, K., u. J. SCHNERMANN: Die Natriumkonzentration an den Macula densa-Zellen als regulierender Faktor für das Glomerulumfiltrat (Mikropunktionsversuche). Klin. Wschr. **43**, 410 (1965).
124. VERNEY, E. B.: Croonian Lecture: The Antidiuretic Hormone and Factors which Determine its Release. Proc. Roy. Soc., London **135**, 25 (1947).
125. VIGUERA, M. G.: Fluid Therapy during Paediatric Surgery. Canad. Anaesth. Soc. J. **13**, 290 (1966).
126. WEINSTEIN, H., R. M. BERNE, and H. SACHS: Vasopressin in Blood: Effect of Hemorrhage. Endocrinology **66**, 712 (1960).
127. WEISBERG, H. F.: Water, Electrolyte and Acid-Base Balance. 2nd Ed. Baltimore: Williams & Wilkins 1962.
128. WILKINSON, A. W., and R. A. McCANCE: The Secretion of Urine in Rabbits During Experimental Salt Deficiency. Quart. J. Exper. Physiol. **30**, 249 (1940).
129. WILLIAMS, J. A., E. GRABLE, H. A. FRANK, and J. FINE: Blood Losses and Plasma Volume Shifts During and Following Major Surgical Operations. Ann. Surg. **156**, 648 (1962).
130. WILSON, B. J., and K. O. ADWAN: A Critical Assessment of the Use of Blood Transfusions During Major Gastric Operations. Arch. Surg. **80**, 760 (1960).
131. WINFIELD, J. M., C. L. FOX, JR., and W. L. MEERSHEIMER: Etiological Factors in Post-Operative Salt Retention and its Prevention. Ann. Surg. **134**, 626 (1951).
132. WOLFMAN, E. F., S. A. NEILL, D. K. HEAPS, and G. D. ZUIDEMA: Donor Blood and Isotonic Salt Solution. Arch. Surg. **86**, 869 (1963).
133. WOLFF, G.: Diskussionsbemerkung in: GRUBER, U. F., u. M. ALLGÖWER: Infusionsprobleme in der Chirurgie. S. 69. Berlin-Heidelberg-New York: Springer 1965.
134. WYNN, V., and C. G. ROB: Water Intoxication – Differential Diagnosis of the Hypotonic Syndromes. Lancet **1**, 587 (1954).

135. Zimmerman, B., J. H. Casey, and H. Block: Mechanisms of Sodium
     Regulation in the Surgical Patient. Surgery **39**, 161 (1956).
136. —, and O. H. Wangensteen: Observations on Water Intoxication in
     Surgical Patients. Surgery **31**, 654 (1952).
137. Zimmermann, W. E.: s. [70] S. 148–149.

Anhang

Mitteilungen von Herstellerfirmen (die in den USA laut Gesetz eine Aufführung aller bekannten Nebenwirkungen der Droge enthalten müssen):
138. Abbott Laboratories: Dextran 40
139. Pharmacia Laboratories, Inc.: Dextran 40
140. McGaw Laboratories, Inc.: Mannitol
141. Travenol Laboratories, Inc.: Mannitol

Lebenslauf

ARCHIBALD OTTO TETZLAFF

Geburtsdatum	6. Mai 1926	Geburtsort Stutthof/Freie Stadt Danzig
Schulbildung	1932–1936	7. Volksschule, Berlin-Mariendorf
	1936–1944 und 1946	Dr. Eckener Oberschule, Berlin-Mariendorf
Studium der Medizin	1947–1951	Humboldt-Universität, Berlin
	1951–1952	Universität Hamburg
Pflichtassist.	1952–1953	Allgemeines Krankenhaus Hamburg-Harburg
Internship	1953–1954	St. Francis Hospital, Wichita, Kansas, USA
Fachausbildg.	1954–1957	St. Francis Hospital, Wichita, Kansas Department of Anesthesiology, Director: RAY T. PARMLEY, M. D.

Prüfungen

1946 Reifeprüfung, Dr. Eckener Oberschule, Berlin
1949 Ärztliche Vorprüfung, Berlin
1952 Ärztliche Prüfung, Hamburg
1958 Educational Council for Foreign Medical Graduates
1959 Kansas State Board of Basic Sciences
1960 Kansas State Board of Healing Arts
1961 Missouri State Board of Healing Arts
1961 American Board of Anesthesiology, Teil I
1962 American Board of Anesthesiology, Teil II

Bestallungen

1954 Gesundheitsbehörde, Hansestadt Hamburg
1960 State of Kansas, USA
1961 State of Missouri, USA

Facharzt   1962 Diplomate, American Board of Anesthesiology

Fellow   1962 American College of Anesthesiologists

Laufbahn

1957–1960 Assistenzarzt, Department of Anesthesia, Bethany Hospital, Kansas City, Kansas
1960–1961 Private Solo-Praxis (Anaesthesiologie)
1961–1967 Direktor, Department of Anesthesiology, and School of Anesthesia for Nurses, Providence Hospital, Kansas City, Kansas
1966 Assistant Clinical Professor of Anesthesiology, University of Kansas School of Medicine, Department of Anesthesiology (Professor and Chairman: R. T. PARMLEY, M. D.)
1967–1968 Gast-Professor, Institut für Anaesthesiologie der Johannes Gutenberg-Universität Mainz, (Direktor Prof. Dr. R. FREY)

Anschrift:

Archibald O. Tetzlaff, M. D.
6525 Granada Drive
Prairie Village, Kansas 66208 USA